JN229425

あきらめない
UNSTOPPABLE

愛する子どもの
「健康」を取り戻し、
アメリカの「食」を動かした
母親たちの軌跡

著者 ゼン・ハニーカット
Zen Honeycutt
訳者 松田紗奈
Sana Sofia Matsuda

現代書館

UNSTOPPABLE
by Zen Honeycutt.

Moms Across America Publishing
24000 Alicia Parkway #17-236
Mission Viejo, CA 92691
USA

まえがき（Zenさんから日本の読者へのメッセージ）

本書は私がたどってきた旅であり、その旅を読者の皆さんと分かちあえることを大変うれしく思っています。皆さんにもそれぞれの旅があります。私が分かちあおうとするものは、すべての人に共通するわけではありませんし、また、そうであるべきだとも思いません。しかし、本書に書いた、私が六年にわたって集めた知識や、家族を健康にするために見つけた方法から、皆さんが何かを学び、それが皆さんのこれからの旅の一助となることを心から願っています。

私は本書で、自閉症を含むあらゆる病気に関して遺伝子組み換え作物（ＧＭＯ）とグリホサートを非難・攻撃していますが、そのことで、母親や両親の中には、あのようなことをしたから、あるいはしなかったから、自分の子どもが自閉症になったのではないか、健康を害したのではないか、と不安に思い、本書を避ける人もいるかもしれません。

しかし、目をそむけないでほしい。ある子どもは工場から排出される化学物質を吸ったのかもしれません。免疫システムを弱めていくワクチンを接種していた子どももいるかもしれません。あるいは、親が遺伝子組み換え作物やグリホサートを散布した食べものを食べていて、それが胎児に影響したのかもしれません。また、遺伝的な原因のケースもあるかもしれませんし、環境的な問題が影響しているケースもあるかもしれません。まだ誰も知らないその理由を、私は皆さんにぜひ考えてほしいのです。

子どもたちに起きたことを受け止めるのは本当に苦しいことです。私を含めて誰もが、何が起きたのかを正確に知ることはできません。私たちにできることは、そこからできる限り学ぶことなのです。子どもたちに二度と害が及ばないように学ぶのです。そして自分と同じように苦しんでいる人々と情報や思いを共有し、支えあうことが大切です。私たちは過去を変えることはできません。自分たちを責めても何も変わらない。今できる最善のことをすることでしか、未来をよくすることはできないのです。

私にとってでき得る最善のことは、食べもの、水、空気、ワクチンそして家庭用品に至るまで、化学物質と遺伝子組み換えの環境から自分の子どもを遠ざけることであると、幾度となく感じてきました。私たちは決して完璧ではないし、そのような危険な環境から完全に離れることはできません。しかし、できることをやってみると、よい結果がついてくるのものです。遺伝子組み換え作物と化学物質を摂らなくなればなるほど、炎症は軽くなり、腸内細菌が強くなって、健康も学習能力も向上します。ぜひ勇気を持ってこの本を読んでください。そうすれば、毎日少しずつでもよりよいことをする力をあなたに与える何かを学ぶことができます。その力は、あなた自身を優しくし、同時にあなたを、家族とコミュニティの健康と喜びをつくりだす、立ち止まることのない、UNSTOPPABLEな（あきらめない）創造者にすることでしょう。

この本の中で、私は何度もコミュニティという言葉を使っています。ここで言うコミュニティは、単に自分たちが住んでいる町のような地理的なものではありません。私自身の旅の中で、コミュニティという言葉は新しい意味を持ったのです。私のコミュニティは、町、州、国境を越えて、子どもたちの健康問題で闘う世界中の母親たちの集まりになりました。私のコミュニティは、ソーシャルメディアをとおして、自然療法や発酵食品のことを楽しく情報交換する親たちのつながりになりました。私のコミュニティは、遠くにいても近くにいても、家族のために新しい未来を切り拓きたいと思う人たちの集まりです。そして、あなたも私のコミュニティの一員なのです。

家族の健康を守ろうとする人たちがつながるためには、国境も人種の壁もありません。日本の母親たちの目をじっと見たとき、皆さんは私のコミュニティの一員であり、パートナーだと確信しました。新しいコミュニティを見つけ、楽しんで、皆さんの人生に力を与え、そして、皆さん自身の旅をすばらしいものにしてください。

愛と感謝を込めて
ゼン・ハニーカット
With Love and Gratitude
Zen Honeycutt

『UNSTOPPABLE（あきらめない）――愛する子どもの「健康」を取り戻し、アメリカの「食」を動かした母親たちの軌跡』上梓に寄せて

ゼン・ハニーカットさんとの出会い

二〇一六年十二月、ロサンゼルスで初めてゼンさんとお会いしました。

ゼンさんのご自宅に招いていただき、ゼンさんのご家族ともお会いしました。

三人の息子さんのこと、私の二人の娘たちのこと、他愛のない母親同士の会話は、初対面のもどかしさを容易に取り払ってくれました。

その中で長男ベンくんの感謝祭のディナーの話を聞いた私は思わず涙があふれてしまいました。ゼンさんやご家族の〝いったい何が起こったの？〟という緊張や不安が、〝もしもわが子だったなら？〟と想像すると耐えられない話だったからです。

日本で、グリーンコープの仲間とともに遺伝子組み換え反対運動をしている私は、〝ゼンさんに日本に来てほしい。皆さんにお話をしてほしい〟そして、〝食べものが生命（いのち）を脅かすなんてことはやめよう〟と手をつないでいきたいと感じました。

この度、ゼンさんが子どもたちの健康、未来のために奔走される日々が本になりました。それはまさに「あきらめない母の愛」です。ぜひ多くの方々の元に届くことを願っています。

一般社団法人グリーンコープ共同体 代表理事　熊野千恵美

あきらめない
UNSTOPPABLE

愛する子どもの
「健康」を取り戻し、
アメリカの「食」を動かした
母親たちの軌跡

目次

第Ⅰ部
あきらめない愛情

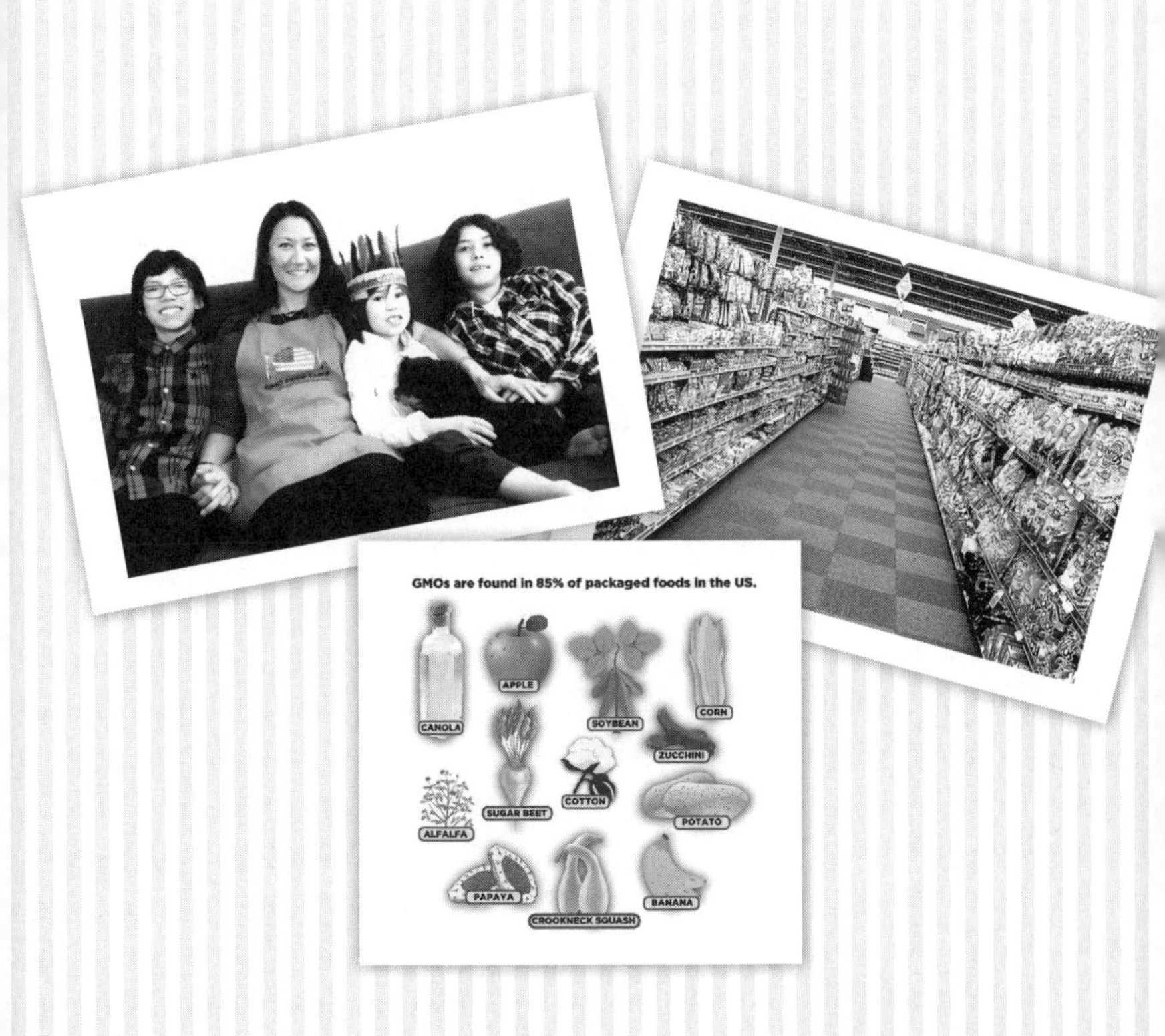

第一章　家族への愛情を行動に変える

誰かに深く愛されることで、あなたには力が与えられる。
誰かを深く愛することで、あなたには勇気が与えられる。
——老子

今日、アメリカの子どもの二人に一人は慢性疾患（持病）を持っています。二人に一人の男性、三人に一人の女性はがんになると言われています。五人に一人は心の病で、六人に一人は学習障がい、十人に一人は非アルコール性脂肪肝疾患です。私はこうした数字を延々とあげることができます。私たちの愛する誰かが病気になっているのです。

私たちの健康危機の問題はとても大きなものですが、家族への愛情はそれを凌ぐものであることを私は身をもって経験してきました。そうした愛情がまさに今、食料供給を変え、食べものから有毒物質を減らし、規制機関に厳正な取り組みを求め、アメリカに健康を取り戻す運動を活発にしています。

私は子を授かったら、キラキラと輝く、幸せを絵に描いたような日々を送れるものと想像していました。ところが、私が母親になってからの数ヵ月間は、そのような想像とは全く異なる毎日でした。

長男のベンは二時間おきにお乳を飲み、ほとんどそのたびに発疹が出ました。さらに泣く回数は増え、うんちは明るい緑色になりました。病院に連れていくと、牛乳アレルギーとのこと。私は絶望しました。そして、なぜこんなことが自分の子どもに起きたのだろうと不思議に思いました。

私は牛乳アレルギーも、そのほかのアレルギーも発症したことはなく、夫のトッドも同様です。ほかの新米ママたちにこの話をすると、多くの赤ちゃんが牛乳や大豆のアレルギーを持っていました。私たちは、子どもがそうなるのは何らかの遺伝的なもののせいだと考えました。その一方で、自分のことを責め、苦しみ、「何か間違ったことをしたのか。妊娠中に食べた何かがいけなかったのか。息子の免疫システムがまだ準備できていない段階で、出産のためのピトシン（オキシトシン＝子宮収縮ホルモンの商品名）を取り込んでしまったのか。それとも、出産中の硬膜外麻酔のせいなのか」と疑いました。

私は牛乳やチーズをやめました。すると生後四ヵ月のベンは、初めて夜どおし八時間寝てくれました。その夜、私は夢を見ました。息子はよく眠れるバシネット（乳幼児用ベッド）にいて、私を見て、「ママ、ありがとう。愛しているよ」と言いました。私は喜びに満ちて目が覚めました。疲れが取れ、満たされていました。夢の中でベンが私に言ってくれたことは、息子が私に与えてくれた最高の贈り物になり、その日が最高の母の日となりました。私たちは母親として時々救われる瞬間があるからこそ、目の前にある子育ての機会に感謝することができるのです。そのとき私は、息子のためなら何だってできることを知り、疲れることもその一部なのだと知ったのです。

健康とママパワーが蝕まれる

時々なら牛乳を飲めるようになった一歳半のころ、ベンに新たなアレルギーが見られました。周囲からは「ただの発疹よ。すぐに治るわよ」と言われました。しかし私の母親としての直感は、私にそうではないことを訴えていました。

「なぜ息子の体中に発疹が出るの。犬のせいなの。それとも私の母がベンにあげたクルミのせいなの。母に分別がなかったの。待って……ナッツの何が悪いの。有史以来人間はずっとナッツを食べてきたんじゃないの。なぜ急に、ナッツアレルギーの子どもが増えたの。なぜ私はその理由を知らないの。私がどんな間違いを犯したって言うの」。

私は必要な健康診断をすべてベンに受けさせました。そして健康的な食べものを与え、パラベンの入っていない赤ちゃんケア製品を使い、空気のとても澄んだ場所に住まいを移しました。それでもまだ、私は何か間違いを犯しているのに違いありませんでした。

子どもたちの健康問題は、私たちの心の安らぎを蝕むだけでなく、保護者としての自信をも失わせるのです。私はたくさんの疑問で混乱し、気がつけば、ずっと病気について調べていました。自己免疫疾患、皮膚炎、乾癬、そしてアレルギー。乳製品、大豆、ナッツは、幼少期の最も一般的な三大アレルゲン（アレルギー誘発物質）でした。息子の友だちはセリアック病※、ほかの友だちはグルテン不耐症でした。私はこれらの疾患が子どもにも発症するなど今まで聞いたことがなかったので、極端なケ

セリアック病：グルテンに対する反応が引き金となって起こる自己免疫疾患。

ースだと決めつけていました。この人たちは運が悪かったのだと。私の息子にはそのような問題はなかったし、これからも決して起こらない、私は自分にそう言い聞かせました。

私はこの状況を私たちの新たな日常と考えることにしました。息子には時々発疹が出る、ただそれだけのことなのだと。

けれども、発疹がほぼ毎週起こるようになり、私にはただの日常とは思えなくなりました。息子をアレルギー専門医のところへ連れていくと、針を使った皮膚プリックテスト※を行う必要があると言われました。テストは全部で六十ほど。ベンが受ける苦痛を思うと、胸が痛みました。予防接種の経験から、針が刺さると息子は泣きわめき、私は罪悪感で耐えられなくなることがわかっていたので、帰宅後夫に、息子を皮膚プリックテストに連れていってほしいと恐る恐る頼みました。

夫は承諾してくれ、一度目のテストを終えて帰宅したとき、「それはそれは悲惨なものだったよ」と言いました。二度目は「まさに拷問だった」と。二度目ともなると、ベンにもこれから起こることがわかるので、夫がどれほど苦労したか、想像もつきません。私はただ、その場に居あわせなくてよかった、としか言いようがありませんでした。一方、夫は息子への愛を悟ったようでした。夫と息子にとって、とても濃密な時間となったのです。疲れ果てましたが、これは夫が育児に強い責任感を持ちはじめた最初の出来事となりました。夫は息子の健康問題に関心を払い、息子を何とかして守ろうとするようになり、今では夫と息子の間には強い絆があります。私は、難しい状況を夫に任せることで、夫と子どもがより強い関係を築けることを学びました。またそれ以来、私と離れたところで息子につ

皮膚プリックテスト：即時型アレルギーの原因物質を確かめるため、アレルゲンの疑いのある物質をプリック針で少量皮膚に入れて反応を調べる方法。スキンプリックテスト。

らい経験をさせることに対して感じていた罪悪感から解放されました。私がすべてをやる必要はなく、私がやらないほうがよいときもあるということです。

テストの結果、ベンは何十ものアレルギーを持っていることがわかりました。トマト、草、木、マッシュルーム、犬、クルミ……。軽度のものもあれば、重度のものもありました。医師は、ナッツアレルギーは、ナッツを摂取するたびに悪化することがあり、命を脅かすこともあると警告します。まさにベンのクルミアレルギーは命にかかわるレベルでした。

母親が常にすべてをやらなければならないとは限らないし、やらなかったからといって罪悪感を覚える必要はない。「やらなければならない」はストレス。「やらなければならない」ことなんてない。そこにはただ選択があるだけ。時には誰かに子どもの面倒を見てもらう。それがその誰かを応援することになる。

感謝祭の夕食で

七面鳥とクランベリーソースを親戚と口いっぱい頬張っていたときのことでした。五歳になったベンが突然、お腹が痛いと言うので、客室へ行って横になるように言いました。少し経って、奥の部屋から息子の泣き声がしました。夫とともに駆けつけると、息子は頭からつま先までキイチゴのように腫れていました。

私は義理の母にナッツの入った食べものを持ってこないよう皆に伝えるよう頼んでいました。しかし、いとこが持ってきた七面鳥の詰め物の中にピーカンナッツが入っていたのです。そのいとこはメールやメッセージをもらっていませんでした。私はエピペン※の注射針を息子の腿（もも）に刺しました。夫はベンを抱きかかえて急いで病院に連れていこうとしました。救急車を待とうという考えすら浮かびませんでした。待ってなんかいられなかった。

　息子を車に乗せてシートベルトをつけたとき、息子の目が曇っていることに気がつきました。次の瞬間、息子が白目をむいたので、私は泣きながら懇願しました。「いかないで、私たちと一緒にいて、ベン！　あなたならできる。息をして！」

　息子は頭を垂れ、体はぐったりしていました。私は胸をさすり、できるだけたくさん話しかけました。夫は最寄りの病院まで道を急ぎました。

　救急治療室のベッドへ案内され、ベンはステロイド注射と点滴を施されました。私は息子の手を握り締め、神に祈りました。ステロイド注射が効きはじめると、息子は目を開け、「助けて」と訴えるような眼差しで見るので、私は「大丈夫よ、すぐによくなるわ」と声をかけ続けました。息子の体は腫れあがり、大きく上下し、予断を許さない状況が数時間続きました。私はひたすら祈りました。

　もしあのとき数分遅かったら、息子を失ってしまっていたかもしれません。息子の体の腫れはあと数分で気道を塞ぎ、息ができなくなっていたかもしれなかったのです。毎年、何百人という子どもがナッツアレルギーで亡くなっています。私たちがベンを

エピペン：アドレナリン（エピネフリン）自己注射薬の商標名。医師の治療を受けるまでの間、症状の進行を一時的に緩和するために、本人または家族などが使用する。

助けられたのは、あの夜病院での素早い治療があったからでした。

退院して、自宅でベンの回復を見守っているころ、私は繰り返し夫に尋ねました。

「どういう経緯で今回のことが起こったの。なぜ息子はアレルギーなの。私たちはこれからどうすればいいの。ベンが友だちの家で間違ってナッツ入りのクッキーを食べて、その場に私たちがいなかったらどうなるの」。

「とにかく注意するしかない。ベンはナッツ類が食べられない。だから家には置かない。彼が食べるものすべてを入念に確認して、友だちの家では何も食べなければいいだけのことさ。ほかにできることは何もない。自分たちができる最善を尽くすだけだ」。

夫の答えには満足できませんでした。私は、こんなことは二度と起こらない、という安心がほしかったのです。

医師からは、「子どもたちは大抵、大きくなってもナッツアレルギーを卒業することはありません。また、どんな形であれ、ナッツに晒されると、次に起こるアレルギー反応はより深刻になります。次回は命にかかわるかもしれない」と警告されました。息子を気づかい、彼の安全を守ることができるという意識が蝕まれていきました。私はサバイバルモードの母親でした。私には、息子を生かし続けるためにやるべきことをやり続けることしかできませんでした。

息子が友だちと遊ぶ場所は、ピーナッツバタークラッカーや、クルミが入っているかもしれないチョコチップクッキーの地雷原になりました。友人たちの家は、リラックスして、自分で掃除をしなくてすむ感謝すべき場所から、見張り番をしているような気持ちになる居心地の悪い場所になってしまいました。ほかの人にとっては、ナッツや食べもののアレルギーの子どもを持つことはそんなに大したことではないかもしれません。それはただの発疹で、いつかは治るもの……。しかし、命にかかわるようなアレルギーの子どもを持つ母親は、常に子どもの命が脅かされ続けるのです。食事とは、母親がそれをとおして愛情を表現できる時間のことです。家族が伝統や特別な出来事をお祝いするひときです。リラックスして、気ままに楽しむ時間です。けれども、食物アレルギーの子どもを持つ母親にはそうではありません。彼女は見張り番です。ほかの人がつくった食事はご馳走（treat）ではなく、そう、脅威（threat）なのです。

私もグルテン不耐症に

あなたの子どもたちは、あなたが彼らをどう受け止めたかに応じて大きくなるわけではなく、あなたがあなた自身をどう受け止めたかに応じて大きくなるものよ。

——オプラ・ウィンフリー

私は再び子どもを授かりました。長男のベンと同様に、次男のボディーも病院で生まれました。ボディーは約三六〇〇グラムで、頭全体が縮れ毛で覆われた、健康な子でした。私の体重は妊娠中に二七キロほども増えていましたが、私はこれが普通のことだと思っていました。

ボディーは元気な子で、数年間どんな健康問題も見られませんでしたが、その間、私の体調のほうに問題が起きました。

ある日、私は毎日二時間の昼寝をしていることに気がつきました。次男の授乳期もとっくに過ぎたころで、夜中に私を起こすものは何もなく、私の疲労を子どもたちの睡眠習慣のせいにすることはできませんでした。三十四歳の健康な女性が毎日昼寝はしません。それだけでなく、食事を摂ると、妙に怒りっぽくなって、愛する家族に八つ当たりしたり、ぼんやりしたり、引きこもって不愛想になったりしました。子どものころにアレルギーを発症したことは一度もなかったので、この疲れはホルモンによるものだ、くらいに考えていました。

そんなとき、私は旧友の虹彩学者から一通のメールをもらいました。虹彩学者とは、患者の全身の健康状態を判定するために、眼球の虹彩のパターンや色、性質を検査し分析している医療関係者のことです。私はその虹彩学者であり漢方医であり自然療法医でもある旧友と会い、その結果に驚かされることになるのでした。

彼女は私の眼球の虹彩を見て、私がグルテン不耐症で、乳製品（ベンが生後四ヵ月のころから一歳半になるまでやめていましたが、そのころはまた食べていました）が体の中で粘液を増大させていると言いました。私が一日中神経を擦り減らし、おそらくとても疲れていて、昼寝を欲しているとも言いました。私が彼女に話したわけではありませんでした。彼女はただ私の眼球の虹彩の中にそれを見て取ったのでした。彼女はまた、私が七歳のときに貧血症だったこともわかっていました。両親が離婚した年には、私が深刻なストレスを経験したとも言いました。私たちの眼球にある虹彩は木の幹のようなもので、そこには、大きな影響を与えた出来事が刻まれていくのです。栄養不足やストレス、病気はすべて虹彩の線に記録されます。それが「超自然現象」であろうとなかろうと、私は彼女の言葉に耳を傾け、彼女の助言を試してみようと思いました。

彼女は私に、グルテンを摂らない生活を半年、乳製品を摂らない生活を六週間続けてみるように言いました。また、寄生虫を駆除するために、近所の健康食品店で売っている数種類の薬草とサプリメントを買って飲むようにも指示しました。

自分がグルテン不耐性だと信じたくはなかったのですが、なるべく食事からグルテンを除くようにしました。夫や家族はその診断を疑ったので、西洋医学の医師のもとで血液検査をしたところ、私は小麦の、あるタンパク質に不耐性があることがあらためて確認されました。それはグリアジンと呼ばれる現代の新しいタンパク質でした。私にとって悪夢であり、私だけでなくアメリカに住む何百万の人々が同じ問題を抱えていました。三十歳を過ぎた四人に一人がグルテン不耐症を発症しているのです。疲れや体重の増加、深い霧の中にいるような感覚、怒りっぽくなることの原因はそれなのに、多くの人がそのことに気がついていません。グルテン不耐症はうつ病をもたらすことがあり、統合失調症を引き起こす主な原因ともなります。

虹彩学者の彼女から毎朝飲むように勧められたサイリウムハスク※を飲み、グルテンと乳製品を摂らない生活を続けたところ、二週間で気分がよくなってきました。六週間後、私は新しい自分になったような気分になりました。もう昼間に眠たくなるようなことはなく、約七キロも体重が軽くなり、十九歳のころのように内側に湾曲したくびれもできました。以前より幸せで、元気いっぱいで、頭がスッキリしました。

サイリウムハスク：オオバコの種皮。グルテンフリー。海外では“結腸の掃除屋”と呼ばれることもある私は体内を浄化したかったので、グルテンと乳製品を摂らない食事を続けました。私のいとこは一年間グルテンなしの生活を続け、今では時々グルテンを食べられるようになったと話してくれました。私もそうなりたかった。

のちに、三番目の男の子、ブロンソンを妊娠したとき、私はグルテンなしの食生活を続けていて、以前の妊娠時には二七キロほど増えた体重も、今度は約一一キロほどしか増えませんでした。彼が三人の中で最も大きい赤ちゃんだったにもかかわらず、です。私は『The Business of Being Born』という映画に影響され、今回はドゥーラ（助産師）と夫の付き添いのもと、自宅の浴室で水中出産しました。これは人生で力を与えられた大きな経験の一つでした。

今は、私の体は少しなら現代の小麦を受けつけます。また、オーガニック（有機栽培）の昔からある小麦で、グリアジンを一切含んでいないものなら、普通の量を食べることができます。オーガニックではない小麦がたくさん含まれている標準的なアメリカの食事にすると、視界が悪くなり、怒りっぽくなり、疲れた感じがします。

さらなるアレルギー

グルテンなしの生活に慣れてまもなく、長男のベンが、小麦を食べると以前の私と同じような変化を見せるようになりました。不機嫌になり、めそめそして、うまく焦点を合わせられなくなりました。落第してしまい、学校を嫌がるようにもなりました。毎朝学校に行きたくないと言って泣き、目の下にはクマができました。虹彩学者の彼女のところへ連れていくと、彼女は息子にグルテンアレルギーがあることを確認しました。

私は打ちのめされました。虹彩学者による評価だけでは夫や家族を説得できなかったため、血液検査をして、息子がグルテン不耐症だと示す、彼女の所見が裏づけられた検査結果を家族に見せ、家族に協力を求めると、全員で協力してくれることになりました。

次男のボディーも三歳のころに発疹が出たので、すぐに医者のところへ連れていきました。血液検査をすると、ほとんど毎日卵を食べていた息子が、卵アレルギーだということがわかりました。息子たちは全員、ほとんどのワクチンの予防接種をすませていました。そのころ私はまだ知りませんでしたが、ワクチンにはたくさんの原材料とともに卵が含まれていることもあるのです。一度もピーナッツを食べたことがなかった三男のブロンソンが、ピーナッツアレルギーを発症したことで、のちに、ワクチンの中には一般には公表されていないピーナッツオイルが含まれていることも学びました。私がワクチンのすべての原材料を把握し、それが息子たちの健康問題に関係しているのではないかとの疑いを持ちはじめるまでに、そう長くはかかりませんでした。

息子たちはとても多くの食べものに接します。私たちはすべての食事で複数のアレルギーに対処しなければなりませんでした。卵、牛乳、グルテンや小麦は、ほとんどのアメリカの食事やソース、おやつに入っています。私は献立を考えることにも疲れ果てました。世界は「NOだらけ」の場所となったのです。

子どもたちはこれからもずっとアレルギーに対処しなければならないのか、とあきらめの気持ちになっていました。

深まる謎

数年間、子どもたちのアレルギーと悪戦苦闘。医師からは何の説明もありません。息子たちの未来を心配し、毎日イライラしていました。そこで、大豆、トウモロコシ、乳製品、ナッツのアレルギーの子どもを持つ、多くの友人から話を聞き、さらに、バナナやリンゴ、マンゴーのアレルギーの子どもを持つ友人からも話を聞きました。テレビ番組では、六つの食べものしか食べられない奇病の子どもについて話をするお母さんたちを知りました。番組には多くの反響が寄せられ、こうした状況がそれほど稀なことではないことが明らかになりました。それだけでなく、胡椒やパセリ、魚、鶏肉、イカのような日常的な食べものでもアレルギーを発症する子どももいました。

いったい何が起きているのでしょうか。

長男のベンには新しい症状が見られるようになりました。食後に、口の周りに赤い線ができ、唇が大きくふくれて、赤くなり、痛みも伴い、一週間くらいで今度はパサパサに乾燥するのです。私の不安は増しました。息子はさまざまな食べものを食べていましたが、それらすべてが健康的なものだと思っていたので、どれがその症状を引き起こしているのかはわかりませんでした。

西洋医たちは、違うクリームを処方しただけです。接触皮膚炎だと言いますが、息子の口の外側（食べものが触れない場所）の症状については何も説明しません。それはまるで、口の周りを掃除機で吸ったかのようでした。私は世間から隠れていたかったほどなのに、息子は臆することなく、発疹のまま学校へ行きました。

いろいろな食べものを除いて七ヵ月が経っても、一度に一～二週間続く発疹が断続的に見られたため西洋医のもとを離れ、再び虹彩学者のもとへ息子を連れていきました。彼女は息子の眼球の虹彩をスキャンし、それをパソコンのスクリーンに映し出し、虹彩上のいくつかの点を指さしました。

「あら、カラギーナン※アレルギーね。海藻からつくった食用の増粘剤で、子どもが好きそうなものには何にでも入っているのよ。ホットドッグ、アイスクリーム、ランチ・ミート（加工肉）、ソース、サラダドレッシング、キャンディー。それに多くの有機食品やお米、大豆、それからアーモンドミルクにもね。あなたはすべての商品ラベルを読まなければいけないのよ」。

私は泣きたくなりました。降参したくなりました。

いったい、何を与えればよいのでしょうか。すべての商品ラベルを読まなければならず、食料品店での買い物には以前の倍の時間がかかるようになり、商品の選択肢もどんどん少なくなっていきました。彼女の診断を正しいと認めたくない思いになり、彼女を疑うようになりました。

彼女が勧めた情報やサプリメントは、急な発疹を軽減するのには役に立ちましたが、完全な治癒には至らなかったので、息子を中国人の漢方医のところへ連れていきました。漢方医は、茶色い薬草の粉末混合物を渡し、白湯と混ぜて飲むように言いました。たちまち息子の発疹はよくなっていき、数日後には完全に治ってしまいました。

しかし、そのあと息子の食事に有機鶏のランチ・ミートを出したところ、また発疹が

カラギーナン：ツノマタなどの紅藻類から抽出される多糖類。食品の安定剤・分散剤や医療、化粧品などにも使用される。

出ました。私は虹彩学者がランチ・ミートには大抵カラギーナンが入っていると言っていたのを思い出し、包装を見てみると、案の定、カラギーナンが入っていました。虹彩学者が正しかったのです。

でもなぜなのでしょうか。息子はこれまでホットドッグや有機鶏のサンドイッチを食べられました。もう食べてはいけないのでしょうか。息子に何が起きているのでしょう。あるいは、食べものに何が起きているのでしょうか。

私はインターネットでカラギーナンアレルギーについて調べました。すると、「ゆくゆくは胃潰瘍や胃がんに至ることがある」という一文を見つけました。そこには十二歳に満たない若さで胃がんになった子どもたちの記事が載っていました。ただ、その中でもよいニュースだったのは、発疹は、「胃腸の中で炎症が続いていますよ」と知らせるために体の赤信号が点滅しているのだということでした。体が警告を発しているというのです。

多くの人は発疹にはただクリームを塗りたくって、消えることを祈りますが、私はそうはしませんし、それは有効ではないのです。発疹は、ほかの何か――何か痛みを伴うもの――につながっていて、何かがおかしいということをあなたに伝えているのです。

その後も徹底的に調べ続けました。そして、ロビン・オブライエンの「テッドトーク」※にたどり着きました。そのとき私と子どもたちの人生がガラリと変わったのです。

テッドトーク：Ted（Technology Entertainment Design）で無料で配信されている講演者のプレゼンテーション動画。

第二章　遺伝子組み換え作物（ＧＭＯｓ）の真相を知る

私はいつも、なぜ誰もそのことについて何もしないのだろう、と不思議に思っていた。
そしてあるとき、その〝誰も〟は自分である、と私は悟った。

——リリー・トムリン

子どもへの愛情から、私は今まで考えもしなかったようなことを徹底的に調べるようになりました。遺伝子組み換え作物（ＧＭＯｓ）を知ってからは、食料システム[※]、政府、そして世の中のしくみについて学びました。

ロビン・オブライエンの「テッドトーク」は、私が知った時点で何万回、そして今日では百万回を超えるほど視聴されています。

ある朝、いつもの朝食が原因で子どもの体が腫れあがったのを機に、彼女は、「どうして私の子どもが食物アレルギーになったの。食物アレルギーっていったい何なの」と疑問に感じ、体が異物の侵入に気づくと腫れあがることを学び、食べものにそ

食料システム：食品製造業、食品卸売業、食品小売業、外食産業を経て、最終の消費者の食生活に至る食料供給の一連の流れをシステムとして把握する概念のこと。

のような異物が含まれているのだろうか、という問いを追究。答えが「ＹＥＳ」であることを発見しました。一九九六年、食品メーカーは牛乳に遺伝子組み換え成長ホルモンを、そして大豆やトウモロコシにも同じく遺伝子組み換えを導入したのです。

国連のＦＡＯ（食糧農業機関）とＷＨＯ（世界保健機関）が設立した、百八十を超える加盟国からなる政府間機関、ＣＯＤＥＸ（国際食品規格委員会）は、遺伝子組み換え食品を、「自然には起こり得ない方法でＤＮＡ（遺伝物質）が組み換えられた――たとえば異なる作物の遺伝子が人為的に導入された――作物に由来する食品である」と定義しています。ほとんどの遺伝子組み換え作物が、ある種のＤＮＡが別の種のＤＮＡに注入され、異種タンパク質をつくっています。また、最新の遺伝子組み換え作物は、人為的に編集されたＤＮＡかＲＮＡ（リボ核酸）を持ち、それが種の中に突然変異をもたらします。

ロビンは、この異種タンパク質が自分の子どものアレルギーと関係しているのではないかと考え、遺伝子組み換え作物が私たちの食べものに使われるようになって、その数が飛躍的に跳ねあがっている健康問題をすべて取りあげました。また、六十二（今では六十四）ヵ国が遺伝子組み換えを表示し、二十四ヵ国がそれを禁止していること、しかし、そこにアメリカは含まれていないことを彼女は教えてくれました。私は頭にカッと血が上りました。彼女は言います。「クラフト、ゼネラル・ミルズ、そしてケロッグといった大手食品メーカーは、ヨーロッパやアジア向けには非遺伝子組み換えのシリアルを製造し、アメリカ向けには製造していない。なぜなの。どうしてメディアは私たちに遺伝子組み換えのことを話さないのでしょう。そもそもなぜ政府は遺伝子組み換え作物を許可したのでしょうか」と。

私は深い裏切りに胸が締めつけられました。政府が信用に値しないなどと思いたくはありません。でもそれが真実なのです。ロビンの話はすべて納得のいくものでした。

落胆し、不安を感じた私は、もっと情報を得るために独自に調べることにしました。ロビンは自分のことを「気乗りしない運動家」と表現していました。私も初めのうちはロビンのように、運動家になろうとは思っていませんでした。しかし、遺伝子組み換え作物や農薬漬けの農業のことを知れば知るほど、情報だけでは満足できなくなりました。問題を解決したかった。そもそも問題があること自体が嫌でした。私たちへの食料供給を変えたかった。そしてその目標を達成するには、気乗りしない運動家ではいけないことを悟ったのです。私はチームの熱心な一員にならなければなりませんでした。

子どもたちのために安全な未来をつくりたかった。私はそのための組織を立ちあげたいと思いました。それには、科学者、医者、農家、ジャーナリスト、政治家、そして日々解決策を探っている母親たちからの情報と学び、そして支援が必要でした。アメリカに健康を取り戻すために私たち全員が団結し、それぞれが個別に考えている問題や可能性のある解決策を持ち寄る必要がありました。

食料供給を変えるには、戦略、情熱、勇気、そしてリーダーシップが必要です。初めの一歩は、家族の食べものを選ぶリーダーに、家族の健康を保つためのリーダーになることでした。私は徹底的に調べ、食習慣を変えることについて家族の理解を得て、それから食料供給の問題に着手することになるのです。

問題を掘り下げるようになってまもなく、私は自分の情報源となっている人たちについて疑問を持つ必要があることに気づきました。というのも、大手の化学企業から出資を受けている科学者による情報もあるからです。情報はいろいろなコミュニティから得るべきなのです。ただ、いろいろなコミュニティの人から得る情報に精通するのは、片手間では無理でした。私はフルタイムでかかわることにしました。

問題を理解すること

ドキュメンタリー映画『Genetic Roulette（遺伝子組み換えルーレット〜私たちの生命のギャンブル）』が二〇一二年七月に無料で公開されていることをフェイスブックの投稿で知り、すぐに見て愕然としました。この映画のプロデューサー、ジェフリー・M・スミスは、十七年間、遺伝子組み換え作物について徹底的に調査していました。彼は科学者ではないのですが、科学者や医者への二十年近くの取材をとおして、科学に精通していました。遺伝子組み換え作物についての彼の説明は細部に及び、遺伝子組み換え作物がどのようにしてアレルギーや自閉症、自己免疫疾患、流産、そして出生異常の原因になるのか、あるいは、それらを引き起こす大きな要素になるのかを映画で明らかにしています。

この時期、食べものに関する運動は、私を含めてほとんど全員が遺伝子組み換え作物の危険性のほうに注目し、農薬との関係には目を向けていませんでした。というのも、遺伝子組み換え作物は目新しいものであり、一方の農薬は一般的に無害で、洗えば落とすことができると思われていたからです。

数年前、遺伝子組み換え作物かそうでないかを食べて言い当てられる、と言う人たちに出会いました。率直に言って、私は彼らを信じていませんでした。

私は有害な作用はゆっくり進行するもので、個人にはわかりづらいものだと考えていました。しかし、非遺伝子組み換えの食事を何千という患者に勧めている医師たちと話をしたり、彼らの診療所を訪ねて直に患者たちと話をしたりして、人は本当に言い当てられるのだとすぐに悟りました。ある人たちの慢性疾患は、たった数日か数週間で消えてしまいました。

私はそれから百五十を超える講演で、聴衆に対し、非遺伝子組み換えの食事に切り替えてからの健康状態の改善について教えてもらいました。また、医学会議で演説する際、医師から患者たちの変化も教えてもらいました。結果は一致しました。Institute for Responsible Technology（IRT）※が自分たちの機関誌の購読者を対象に調査を行ったところ、三二五六人の回答者が同じことを答えました。

私たちは、遺伝子組み換え食品を食事から除くと、健康状態がとてもよくなると報告する人が、今や数千人規模でいることを自信を持って言うことができます。

このことは、非遺伝子組み換えの食事を指示し、回復した患者を見てきた多くの医療関係者によっても確認されています。また、獣医や飼い主が家畜やペットのエサに遺伝子組み換えのものを使わないようにしたところ、同様の改善が見られたとの報告もあります。一方、遺伝子組み換えやラウンドアップ※を使用したエサを与えられた実験動物は、さまざまな種類の症状に苦しみます。

※Institute for Responsible Technology（IRT）：ジェフリー・スミスが創設した教育機関「責任ある技術者協会」。

遺伝子組み換えの副作用や、Bt剤（天敵微生物を利用した生物農薬の一種）やラウンドアップの特徴に着目すれば、我々はなぜ特定の症状が、遺伝子組み換え作物を食べることによって引き起こされ、悪化するのかを理解することができます。遺伝子組み換え作物を食べたことで起こる症状がアメリカ人に増えているのは驚くことではありません。遺伝子組み換え作物やラウンドアップの使用の増加と密接な相関関係があるのです。

ラウンドアップ：除草剤の商標名。1970年に米国モンサント社が開発。同剤に耐性を持つ遺伝子組み換え作物が作出され、大豆、トウモロコシ、綿花などが広く栽培されている。

——ジェフリー・スミス
IRT創設者、作家、
『Genetic Roulette（遺伝子組み換えルーレット～私たちの生命のギャンブル）』
及び『Secret Ingredients』映画プロデューサー

ここからは科学的な話になります。やさしくはないですが、大切なことです。

遺伝子組み換え作物の賛成派は、遺伝子組み換えは、自然界では、かけあわせのようにいつでも起こり得ることだと主張します。しかし遺伝子組み換え作物は、研究所で遺伝子銃を用いて、科学者が特許を取った方法でのみつくられるものです。決してかけあわせではないのです。

遺伝子組み換えは、異なる種を用いて特定の種のＤＮＡを変容させたり、種からある性質を取り除くために、ＤＮＡを編集したりすることであって、人為的に行うものであり、自然界では決して見られることはありません。科学者やメディアは、遺伝子組み換え作物は自然なもので、世間は思い違いしていると言います。彼らの多くは中立ではありません。というのも、彼らは遺伝子組み換えを行う化学企業から、大学への助成金や広告宣伝費という形で支援されているのです。しかも、彼らは「最終的な効果が疑問視されているか、あるいは明らかになっていないような新たな生産物や方法の導入は認めるべきではない」という「予防原則」を無視しています。どんな科学者でも、遺伝子組み換えについては、多くのことがまだ明らかになっていないことを認めるでしょう。

遺伝子組み換え作物は、大きく分けると以下の三つの種類があります。

Bt毒素

たとえばBt（バチルス・チューリンゲンシス）遺伝子組み換えトウモロコシの場合、死んだ穀物イモムシの死骸から抽出したBt毒素が、カリフラワーモザイクウイルス※やその他のバクテリアに入れられ、それらを運び屋として、トウモロコシのＤＮＡに注入されます。Bt毒素は自分を絶えず複製して、同じBt毒素をつくり続けるように遺伝子が組み換えられています。トウモロコシのあらゆる細胞は、内部にBt毒素工場を持つこのウイルスかバクテリアが注入されることで、トウモロコシにつく根切り虫（作物の根をかみ切る害虫）がこのトウモロコシのどの部分を食べても、この虫を殺すことができるのです。Bt毒素が根切り虫の腹の中に入り、虫の腹に穴をこじ開け、そこから虫の体内へ入り、根切り虫は死に至ります。Bt遺伝子組み換えトウモロコシは、ＥＰＡ（環境保護庁）に登録されている殺虫剤です。虫の腹を破裂させる毒素が、自分たちが食べているコーンチップスやシリアル、あるいはタコスに入っている毒素と

カリフラワーモザイクウイルス：植物ウイルスの一種。アブラナ科野菜に寄生し、モザイク病を引き起こす。アブラムシによって伝染する。

だとは、誰も認めたくはないでしょう。

除草剤耐性遺伝子組み換え作物

除草剤耐性遺伝子組み換え作物は、除草剤をかけられても枯れない遺伝子が組み換えられています。ですから、農家は畑全体に除草剤をまくだけで、雑草だけを枯らすことができ、作物は枯れません。遺伝子組み換え作物の代表的なものは、トウモロコシ、大豆、甜菜（サトウダイコン）、菜種（キャノーラ）、そして綿実です。これら除草剤耐性遺伝子組み換え作物の八〇％以上が、グリホサート除草剤に耐えられるように遺伝子が組み換えられているのです。グリホサートとは、もともと排水溝洗浄に使われていたもので、ラウンドアップという製品名の除草剤に含まれる活性化学成分です。アメリカでは毎年、数億ポンド（一億ポンド≒四・五万トン）ものグリホサート除草剤が使われています。

遺伝子組み換えの賛成派は、遺伝子組み換えをされているものと、そうでないものとに顕著な違いはないと主張していますが、最新の科学研究で、それが間違っていることが明らかになっています。

遺伝子組み換え技術やグリホサート耐性の特性には、次の問題があります。

一、グリホサート除草剤は、植物の細胞にまで吸収されるので、拭いても、洗っても、調理しても、落ちません。グリホサートを散布された作物を食べれば、間違いなく、体内にそれを取り込んでしまうということです。ＥＰＡは約百六十の食品や飼料のグリホサートの残留許容量を〇・二～四〇〇ppmと設定していますが、それは、実際に害が及ぶと見られている量よりもはるかに高いものです。人間は除草剤に耐えられるように遺伝子が組み換えられているわけではありません。グリホサートのような有毒化学物質を摂取すれば、間違いなく私たちの健康に悪影響が及びます。

二、グリホサートは、キレート剤として働きます。つまり、どんな生き物（農作物）でもグリホサートに触れると、必要不可欠な栄養素が一時的に無効になったり、無効のままになってしまったりするのです。つまり、農作物が本来持っている栄養素が減るということです。結果として、私たちのミネラルやビタミン不足を招き、病気やがんの原因になりかねません。また、農家からは、除草剤耐性の遺伝子組み換え作物がさらに強靱になっているとの報告もあります。たとえばアルファルファの場合は、繊維質が多くなり、タンパク質は少なくなってしまい、健康な家畜を育てるには十分でないものになってしまっているそうです。

三、製造者のモンサント※は、当初、グリホサート除草剤は、植物のシキミ酸経路（葉酸とアミノ酸を生成するために使用される代謝経路）にだけ影響が及ぶものであり、そのシキミ酸経路は人間には見られない（だから問題ない）と主張していました。ところが、シキミ酸経路は、人間の細胞には見られないものの、健康に大切な腸内細菌（そこには人間の免疫システムがあります）には見られます。要は、シキミ酸経路は人間が良好な健康状態を維持する上で必要不可欠のものだ、ということをモンサントは認識できていなかったのです。人間の体の機能を維持するために、一つの細胞は十の細菌を必要とします。最近、科学者たちは、グリホサート除草剤が私たちの腸内細菌に見られるシキミ酸経路に確実に影響を及ぼすことを

モンサント：ラウンドアップ除草剤を開発したアメリカの化学企業。以前はファルマシアＬＬＣ、その後ファイザーに所有され、2018年6月、バイエル（ドイツの大手製薬会社）による買収・吸収が完了し、モンサントの企業名は消滅。

発見しました。

DT（Desired Trait）、または、求められる特性の遺伝子組み換え作物（と私が呼んでいるもの）

遺伝子組み換え作物の三つ目は、より緑色の濃いレタスやより赤色の濃いトマトといった、市場で求められる性質を持つように遺伝子が組み換えられているものです。遺伝子組み換え賛成派は、それを第二世代遺伝子組み換えと呼んでいますが、私は単にDTあるいは「求められる特性の」遺伝子組み換え作物と呼んでいます。それらはBt毒素のような農薬や除草剤耐性がないので、一見、害が少ないように思えますが、組み換えられている遺伝子がどのような危険をはらんでいるのか、まだわかっていません。このようなDT遺伝子組み換え作物は、米国特許商標局に何百と登録されていますが、商品ラベルに表示されていないので、市場に出回っているかどうかはわからないのです（アメリカでは、遺伝子組み換え作物の表示は必須ではありません）。ですが、シンプロット社のイネイト・ポテト（商標。輸送中などの打撲による黒変が生じにくい）、アークティック・アップル（商標。褐色変化しないリンゴ）、ピンク色のパイナップル、ハワイのレインボー・パパイヤ、そして色とりどりのズッキーニや黄色いツルクビカボチャはすべて、現在のアメリカ市場にあるDT遺伝子組み換え作物です。にもかかわらず、表示されていません。

ここで特筆すべきは、遺伝子組み換え作物が有益であると言われて二十年経った今でも、栄養面の恩恵が向上した遺伝子組み換え作物など一つも市場には並んでいない、ということです。また、作物の色を鮮やかにした結果、その作物のほかの機能に影響を及ぼすことはないということは、いまだ証明されていません。

こうした技術が作物の奇病の遺伝子を目覚めさせていても、私たちにはわからないので、このような遺伝子組み換え作物は極めて危険なものかもしれません。もし、子どもの奇病や健康問題が遺伝子組み換え作物に関連していたとしても、それを知ったり証明したりする方法は見つからないでしょう。こうした未知なるものは、決して受け入れてはいけないのです。

いくつもの新たな遺伝子組み換え技術が存在し、絶え間なく進化を続けています。問題は今のところ、それらが遺伝子組み換えとは見なされず、したがって表示もされないだろうということです。最近可決された遺伝子組み換え表示法が求めるようなＱＲコードやシンボルさえ、表示されないでしょう。

クリスパー・テクノロジー※

生命体内で永久的に遺伝子を組み換えていくという技術もあります。CRISPR/Cas9（クリスパー・キャス・ナイン）という遺伝子組み換えで、このタイプの遺伝子組み換えはある生物種――それは人間でさえ――の遺伝的性質を永遠に排除することを可能にしてしまいます。

ある人は尋ねるでしょう。「神様のまね事を誰にやってもらうのか。どの性質が求められるもので、どの性質は求められないものなのか、誰が決めるのか。予測できない影響は

クリスパー・テクノロジー：DNAの塩基配列を認識し、その部分の切断・置換・結合を行うゲノム編集技術の一つ。

何なのか」と。

二〇一七年五月三十日発行の学術誌*Nature Methods*に、「一つの遺伝子編集が結果的にマウスに千六百を超える突然変異をもたらした」という研究が発表されました。これを受けて、ヴァンダナ・シヴァ[※]女史は、「遺伝子組み換えは、特許を取るような発明ではない、それは生命の汚染である」と言っています。

ヴァンダナ・シヴァ：世界的に有名なインドのエコ運動家で、Navdanyaの創設者。生態学に関する数々の本の著者。

どうして私たちの食べものに遺伝子組み換えや毒素が許されてきたのか

いつの日か、私たちはこの農業暗黒の時代を振り返り、首を左右に振るでしょうね。私たちの食べものを毒とともに育てることがよい考えだなんて、どうして信じられますか。

——ジェーン・グドール

遺伝子組み換えを行う化学企業は、合法的に私たちに毒を盛る方法を見つけたのです。

一、遺伝子組み換えを行う化学企業は、遺伝子組み換え（作物）や農薬を食べものの添加物ではなく、作物生産の手順と分類するようＦＤＡ（食品医薬品局）に認めさせました。かつては、遺伝子組み換え作物は添加物と同様であると考えられていました。食品テストを実施すれば、食べものから遺伝子組み換えの形跡や農薬が見つかるので、添加物だという考えは理にかなっていました。

遺伝子組み換えを行う企業には、安全性試験の実施と、法によって定められているパッケージへの明確な表示が義務づけられるはずでした。ところが、彼らは早い段階で、この法の抜け穴を最大限に利用し、「添加物」でなく「手順」とごまかすことで、アメリカの全国民をだまして知らず知らずのうちに遺伝子組み換え作物や農薬を食べさせ、合法的に私たちに毒を盛ることに成功したのです。

二、では、どうやって彼らはFDAを説得したのでしょうか。忠実な元従業員を政府の規制機関やホワイトハウス（アメリカ政府）の職に就かせたのです。かつてモンサントの従業員だったマイケル・テイラーは、オバマ政権時代にFDAの副長官でした。キツネに鶏小屋の番をさせるとは、アメリカでは控えめな表現です。キツネは鶏小屋の中にいて、ご馳走を食べ続けているのです。

三、なぜ、多くの人が、遺伝子組み換え作物や毒素について知らないのでしょうか。主要テレビ局で流れるCMの七〇％が製薬関連のもので、大手製薬会社は、巨大農業関連産業ないし農業関連企業、つまり、遺伝子組み換え作物をつくる化学企業の姉妹会社なのです。たとえば、デュポンは遺伝子組み換え作物や農薬（腸内の善玉菌を破壊します）を生産する傍ら、プロバイオティクス（体によい働きをするバクテリアで腸が治癒するのを助ける）の米国最大の供給者であるダニスコという会社を所有しています。これらの企業は、自分たちの農薬で私たちを病気にして、自分たちの薬で私たちを治します。完璧な利益循環となっているのです。ほとんどの主要テレビ局は、薬のCMのために何百万ドルという広告宣伝費をくれる重要顧客の信用を落とすような遺伝子組み換え作物や農薬に関するニュースを流して、大きな資金源を失うリスクを抱えることはしないのです。

モンサント、シンジェンタ（バイオ・医薬品企業のアストラゼネカと姉妹会社）、そしてＢＡＳＦなどが、テレビ局の資金源となっている企業です。ですから、それらの企業の姉妹会社である農業関連企業の製品の真相が主要テレビ局を通じて国民に知らされることはないのです。記者や報道機関の代表者たちは、非公式に、このしくみが事実であり、モンサントのような企業からの圧力があるため、遺伝子組み換え作物や農薬の問題を公にしないことがあることを認めました。

次の段階

学べば学ぶほど、食品メーカーや食料品店、ＦＤＡ（食品医薬品局）、ＵＳＤＡ（農務省）、ＥＰＡ（環境保護庁）、ＣＤＣ（疾病対策センター）、そしてホワイトハウスに裏切られたという思いが募りました。だまされたような気持ち、悲しみ、失望、そして恐怖を感じました。私の子どもたちの未来が心から心配になりました。もし、息子たちが誤ってアレルゲンを食べ、そのとき私が近くにいなかったらどうなるのでしょうか。もし、私が与えた食べもののせいで、将来彼らが子どもを持つことができなくなったらどうなるのでしょうか。もし、彼らが徐々に病気に侵され、二十代でがんで亡くなってしまったらどうなるのでしょうか。私は二十代で大腸炎、クローン病（炎症性腸疾患）、そして胃がんを患っている若者たちの話をたくさん聞きました。三十代で乳がんで亡くなってしまった女性たちの話も、四十代で突然亡くなってしまった男性たちの話もたくさん聞きました。彼らは、幼い子どもがいる家族を残して亡くなってしまったのです。

私は、こうした健康問題の根底には食べものの遺伝子組み換えがある、という確かな認識を持つようになりました。ジェフリー・スミスが映画の中で言っていたことは、とても非現実的なことに思えました。政府がこんなことが起こるのを許すなんて信じられないという思いが湧きあがると同時に、あまりに恐ろしかったので、初めはこのことを誰にも話しませんでした。私は人から、陰謀説を唱える人だとは思われたくなかったし、変わり者だというレッテルを貼られたくなかったのです。友人たちと疎遠になるのも嫌でした。私は三日三晩、一人で恐怖の中にいました。

そして四日目、ついに家族と親友にメールで、「テッドトーク」と『Genetic Roulette（遺伝子組み換えルーレット〜私たちの生命のギャンブル）』を見てほしいと伝えました。ロビンの映像をフェイスブックに投稿し、その数日後には、それを見た親しい友人たちのサークルが遺伝子組み換え作物について知ることになりました。皆ショックを受けました。怒った人もいました。何と言うべきかわからない人がほとんどでした。誰にも、自分たちは何をすべきなのか、どこに助けを求めればよいのか、見当もつきません。

「不安な母親はFBI（連邦捜査局）よりもよい調査をする」ということわざがあります。私は、子どもたちの健康問題は食料供給の変化と関連があるに違いないと思ったので、もう一度、徹底的に調べることにしました。

そして、世界的な専門家の技術情報を熟読し、現状を理解するのに、天才科学者になる必要はないことに気がつきました。遺伝子組み換えについて、ホリー（マムズ・アクロス・アメリカのメンバー）のような母親たちがうまく要約してくれています。

理想としては、米国でも遺伝子組み換え食品を商品ラベルに表示するだけでなく他の国々のように禁止することが望ましい。

・遺伝子組み換え食品は、人々がこれまでに出会ったことのないような新種のタンパク質を含み、中には、それを消化できない人もいる。
・遺伝子組み換え食品は、遺伝子に農薬が組み込まれていて、私たちはそれを食べることになる。
・遺伝子組み換え作物は、非常に大量の除草剤に耐えられるように設計されていて、その除草剤は私たちの土壌や水質を汚染する。
・遺伝子組み換え作物は、生物の多種多様性を減少させる。
・遺伝子組み換え作物は、非遺伝子組み換え作物を汚染する。
・モンサントは種子の特許を持っている。なんてこった！

二〇一三年の秋――遺伝子組み換え作物の表示運動の絶頂期――までに、一千は超えないとしても、数百の研究が行われ、遺伝子組み換え作物による弊害が実証されていました。遺伝子組み換えのエサを与えられた母ヤギは、お乳の量が減り、子ヤギの健康に悪影響があることが明らかになり、母ラットが遺伝子組み換え作物を食べると、その三世代目（母ラットの孫世代）は不妊または無精子症になり、また、ハムスターは、遺伝子組み換え作物を食べると、大きく健康に育たなくなりました。私が遺伝子組み換え作物は母親や子どものためにはならないと納得するのに、これ以上の研究は必要ありませんでした。

私はこの情報を夫や子どもたちに話し、私たちは遺伝子組み換え作物を選ばないことに決めました。すると、長男の健康に顕著な変化が見られました。また、私は『Genetic Roulette（遺伝子組み換えルーレット～私たちの生命のギャンブル）』の試写会に行き、助産師ですでに孫もいるパム・ラリーが推進するProp37というカリフォルニア州のＧＭＯ表示発議（住民投票）のボランティアになることに署名しました。

初めはその発議に巻き込まれるのが恐ろしくもありましたが、同時に、鼓舞されもしました。もう自分は一人ではないという気持ちになり、また、その発議を応援する人々の献身には大いに学ばされるところがあり、もっと学びたいという気持ちにもなりました。仮に住民投票に負けることがあっても、私は続けていくことを誓いました。

第三章　グリホサートの真相を知る

これから私は自分自身の人生の点と点を線で結んで全体像をつくりあげます。

——ビル・ワターソン

二〇一三年七月四日の独立記念日、マムズ・アクロス・アメリカはパレードに参加しました。これは私たちにとって最初の大きな行事でした（これについては後述）。その後、私は、マサチューセッツ工科大学のステファニー・スネフ博士と一緒に研究をしている、アンソニー・サムセルという科学者を訪問しました。二人の研究は、既存の多くの研究で明らかになったそれぞれ異なる事実から一つの結論を導き出すような（点と点を線で結んで全体像をつくりあげるような）、理論的なものでした。その研究には賛否両論ありました。ですから、それを自分の考えに取り入れることで、私も批判を受けるかもしれません。しかしこのような研究をとおして、私たちの疑問に答えが出れば、子どもたちに危害を及ぼしているかもしれない化学物質を避けたいと願う、私のような母親たちの助けになるかもしれません。化学物質によって危害が及ぶことは、もう何年も前に動物実験では証明されているのです。

私はサムセル博士に、グリホサートについて取材をしました。グリホサートはラウンドアップに含まれる活性化学成分で、遺伝子組み換え作物の八〇％がグリホサート除草剤に耐えられるように遺伝子が組み換えられています。遺伝子組み換え作物自体がとてつもなく大きな問題だということはわかっていましたが、一方でグリホサート除草剤も私が認識しているよりもはるかに大きな問題なのではないか、という疑念が私の中で大きくなっていたのです。私は、遺伝子組み換え作物やそれと併用される有毒化学物質、つまりグリホサートと、非有機的な（ノンオーガニック）作物に単独で使用される農薬は、等しく有害である、あるいはおそらくグリホサートのほうがはるかに有害である、という気がしていました。

サムセルは、そのころ数人しかいなかったグリホサート研究の専門家でした。彼は私に、グリホサートをベースとする除草剤の世界についてひととおり説明をはじめました。まず有害なグリホサートが、人体や地球上の生命にどのように入り込んでいくかを説明しました。そして、「私たちの食べものや水に含まれるグリホサートはゼロにしなければなりません。グリホサートは知らない間に害を及ぼす化学物質であり、完全に禁止すべきものです」と彼ははっきりと言いました。

以下に、サムセルとスネフ両博士と話した内容をもとに、多くの現代病にグリホサート除草剤がいかに関係しているのかをまとめましょう。

・どんな生き物（農作物）でも、グリホサートに触れると、体内の必要不可欠な栄養素が無効になる。

というのも、グリホサートはキレート剤として機能することが科学的に証明されているからです。

そのため、私たちはマンガン、コバルト、モリブデン、銅、鉄、硫黄、そしてセレンといったミネラル分が不足していきます。必須のミネラル分がないと、私たちはがんと闘うことができないばかりか、そういったミネラル分が間違った場所に蓄積されることにより、その毒性と欠乏が同時に生じます。

・グリホサートは抗菌剤（特許取得済みの抗生物質）であり、善玉菌を優先的に殺すため、腸内で病原体の異常増殖を引き起こす。

これが、腸管壁浸漏（ちょうかんへきしんろう）※や炎症の症状をもたらします。免疫システムの七〇％は腸内フローラ（腸内細菌叢）に依存していますが、腸内細菌が殺されると、インスリンや糖を調節したり、不眠症やうつ、双極性障がい、凶暴性から体を守ったりするトリプトファンやセロトニン、メラトニンをつくる生体機能が低下します。また、グリホサートは抗生物質として抗生物質耐性を増大させることもわかっています。そうなると、大腸菌やサルモネラ菌といった、従来の薬剤では死滅しない超強力なスーパー耐性菌が生まれ、それが命にかかわることもあります。

・グリホサートはチトクロームP450酵素の働きを邪魔する。

この酵素は、肝臓内で働く大変重要なものです。それが担っている、ビタミンDの活性化、複数の有毒化学物質や薬品の無毒化、という働きをグリホサートは阻害します。また、この酵素が働かないと、アセトアミノフェン（タイレノール）※は毒素になります。母乳からグリホサートを摂取してしま

腸管壁浸漏：腸内細菌のバランスの乱れや、腸壁形成する細胞や腸粘膜層の欠損によって、本来腸で排除されるべきさまざまな有害物質が体内に入り込む状態。

タイレノール：商標。アメリカで市販されているアセトアミノフェン系解熱・鎮痛剤。

った赤ちゃんに、歯が生えるときの痛みや発熱を抑えるために使われるタイレノールを与えるのは、決してよい取りあわせではありません。毒素に変わってしまうかもしれないからです。

・グリホサートはシキミ酸経路を阻害する。

芳香族アミノ酸は、神経伝達物質のセロトニンや、メラトニン、ドーパミン、ノルエピネフリン（副腎髄質ホルモン）、メラニン、ビタミンE、ビタミンKといった、生物学的に重要な多くの分子の前駆物質で、微生物（細菌）や植物にとって必要不可欠なものですが、これは、シキミ酸経路を使用してつくられます。私たち人間の細胞にはこのシキミ酸経路がないため、腸内細菌がシキミ酸経路を使って芳香族アミノ酸を供給してくれることに頼っています。ですから、シキミ酸経路が阻害されると、セロトニンなどの必要なものが不足することになるのです。

・グリホサートは、有益な腸内細菌に的を絞って殺し、大腸菌やサルモネラ菌といった病原菌の増殖を促す。

これは、サムセルやスネフの研究に触発されたマット・バクレイ博士の研究成果であり、近年増加した尿路感染症や腸内毒素症の原因かもしれません。増殖した腸の病原菌は腸内の迷走神経を刺激し、脳の小グリア細胞（ミクログリア）にグルタミン酸という興奮性毒をつくらせて脳神経細胞を興奮させることで、最終的に脳神経細胞の死を招きます。これが、カチカチと音を立てる、言葉に詰まる、反復行動を取るといった自閉症の症状を引き起こしたり、頭に靄（もや）がかかったような状態や認知症、アルツハイマー病の原因になったりしているかもしれません。

・グリホサート除草剤は内分泌かく乱物質（環境ホルモン）である。

これは英国の科学者、マイケル・アントニュー博士によって証明されていて、博士は少量であっても胎児の成長に影響を与えたり、奇形にしたり、成長を中断させて流産を招いたりするかもしれない。また、わずかな量であっても出生異常や不妊を招きかねないと指摘しています。ごくわずかな量で胎児が奇形になる、あるいは胎児にとって致命的となることがあるのです。

・多くのワクチンからもグリホサートが検出されている。

マムズ・アクロス・アメリカが、認可研究所に五つの小児期ワクチンの試験を依頼した結果です。さらに、その他の独立研究所でも試験が行われました。スネフは、ワクチンに含まれるアルミニウムや水銀、グルタミン酸、グリホサートが、相乗的に作用しているかもしれないので、ワクチンを投与されたときに血液中にグリホサートがあると、それがない場合に比べて、はるかに大きな危害が及ぶと主張しています。グリホサート除草剤は血液脳関門を破壊し、脳内に毒素を浸透させます。私たちの食料供給システムにグリホサートが導入された時期と、自閉症の増加は、ほぼ九九％相関しているのです。マムズ・アクロス・アメリカは、ＦＤＡ（食品医薬品局）に、ワクチンにグリホサートが存在しているかどうか試験を実施してほしいと要求していますが、今のところ応じてもらっていません。

・グリホサートが、そのほかにラウンドアップの補助成分、あるいはほかの原材料を伴う場合、グリホサートのみの場合と比べて、最大で千倍近く有毒である。

これはフランスのジル＝エリック・セラリーニのチームが発見しました。ＥＰＡ（環境保護庁）は、公表されている活性化学成分の一つを試験することだけを義務づけています。しかし、最終的な製剤を試験するようには求めていません。

・グリホサートが抗生物質耐性菌をつくり、それがＭＲＳＡ（メシチリン耐性黄色ブドウ球菌）や、増加の一途をたどっているその他の重篤な伝染病の原因になっているかもしれないことがわかっている。

・ラウンドアップは、食べものに許容されている量よりもはるかに少ない量で、ＮＡＦＬＤ（非アルコール性脂肪肝疾患）を引き起こす。

これは二〇一七年一月に科学者のアントニュー（英）やムサンジュラ（仏）が報告したものです。米国肝財団法人によれば、現在、アメリカ人の十人に一人がＮＡＦＬＤを患っています。

・モンサントは、グリホサートはニトロソアミン※を含有するだけでなく、体内でニトロソアミンをつくることを認めている。

ニトロソアミン：第２アミンと亜硝酸との反応で生じる発がん性を有する化合物の総称。

これは二〇一七年秋、バウム・ヘドルンド・アリスティ&ゴールドマン弁護士事務所が公表したモンサント文書で明らかになりました。

・グリホサート除草剤と遺伝子組み換え作物には発がん性がある、すなわち、腫瘤をつくる。

フランス人科学者のセラリーニと彼のチームが二ヵ年（ラットの寿命）の研究で明らかにしたことです。ところが、EPAはその安全性を証明する有効な研究がないまま、グリホサート除草剤の使用を許可し続けています。

サムセルはまた、ニューハンプシャー州にある自分の農場では、グリホサートが散布されてきた遺伝子組み換え作物だけでなく、何百という非遺伝子組み換え作物にもグリホサートが多く残留しているという話をしてくれました。農作物の収穫前に乾燥剤としてグリホサートを散布することが奨励されてきたからです。また、グリホサートは農作物の植えつけ前に畑を全焼させるためにも散布され、ニンジンやジャガイモ、そしてベリーといった作物が根っこからこの化学物質を摂取してきました。彼は、EPAのウェブサイト上に掲載された、百六十の食用作物とそれらのグリホサート残留許容量を示すリストを私に見せてくれました。私はみぞおちを殴られたような気持ちになりました。

私はすでに、グリホサートが〇・一ppm（百万分の一）の量で鶏の腸内細菌を殺した研究や、たった一ppt（一兆分の一）の量で乳がん細胞の成長を刺激したという研究を知っていました。一pptとは、オリンピック用の水泳プール二十二個分をつなげた水の中の一滴に相当します。けれどもEPAは、食べものや水に含まれるグリホサートの量として、数百ppmを許容しているのです。さらに、グリホサートは生物濃縮※することと、環境ホルモンであることの両方が明らかになっています。要は、どんな量であっても有害である、ということなのです。

遺伝子組み換えを用いた農薬漬けの農業の賛成派は、遺伝子組み換え作物が殺虫剤の使用量を減らしてきたと主張します。しかし、殺虫剤という用語を広義の意味で捉え、除草剤を含むとすれば、この主張は間違っています。除草剤も、殺虫剤と同じく毒素です。現に、遺伝子組み換えを用いた農薬漬けの農業では、殺虫剤（除草剤を含む）の使用が劇的に増大しました。二〇一五年のＥＰＡの報告によると、二〇〇四年から二〇一三年の間に、年平均で、五百トンのグリホサートがひまわりの種に、六百トンが甜菜（サトウダイコン）に、千五百トンがオレンジに、千トンがアーモンドに、三千九百トンが小麦に、八千四百トンが綿花や綿実（油に使用される）に、二万九千トンがトウモロコシに、そして、四万六千トンのグリホサートが大豆に使用されました。二〇一四年には、報告されているだけで約十三万六千トンのグリホサート除草剤がアメリカで使用されました。遺伝子組み換えが農業に導入されるずっと前、五十年前のグリホサート使用量はゼロでした。二〇一七年十月に発表された研究では、南カリフォルニアの高齢者は、十三年間にわたって五〇〇％強のグリホサートに晒され、最初の検査時と比べて千倍以上のグリホサートが尿中に排出されていました。

ージの表は、ＥＰＡが定めた食用作物のグリホサート残留許容量の一例です。

生物濃縮：環境中の特定の物質が生体内に濃縮・蓄積されること。食物連鎖を経て濃縮率が数千倍から数万倍に達することもある。

動物用飼料、飼料用穀物	400 p
ベリー類	0.2 ppm
人参、ジャガイモ	5 ppm
菜種（キャノーラ）、大豆	20 ppm
トウモロコシ	13 ppm
牧草、まぐさ、飼い葉	200 ppm
穀物、小麦、そば粉、ソルガム	30 ppm
豆類、キヌア	5 ppm
ナッツ類、木	1 ppm
サツマイモ	5 ppm
小麦	30 ppm
砂糖	25 ppm
ひまわり・ベニバナ油	85 ppm
茶葉	7 ppm

私は絶望の中でサムセルとの会合をあとにしました。私たちは、遺伝子組み換え作物のことだけでなく、グリホサートや農薬漬けの農業のシステム全体についても関心を高めなければならないことを理解しました。急に私の使命は大きくなり、相手はかつてないほど手ごわく大変なものに思えました。

あらゆる面から学ぶ

私はグリホサートについてたくさん学びました。私と同じような主張を持つ人たちが、自分たちは食料供給との闘いの渦中にあると声をあげていたそんなとき、ある運動家から孫子の『兵法』を読むよう勧められました。孫子の本から、私はかつて一度も考えたことのなかったような戦略、沈黙の利益、そして取り組み方を学びました。戦略の一つに、敵について研究し、敵の立場で考え、敵が考えそうなことを考える、というものがありました。それに従い、私は遺伝子組み換え賛成派がつくった映像をいくつも見て、彼らが公開した情報に目をとおしました。

ヘリテージ財団で行われた遺伝子組み換え賛成派パネルディスカッションで、討論者のある女性は、遺伝子組み換え作物を食べないようにした途端、子どもたちの状態が改善されたと主張する「ママブロガー」の増加が、食品産業の最大の問題だと力説しました。彼女は、その人たちが不正にアメリカ国民の誤解を招いていると主張し、その人たちが言っていることは何の科学的根拠もないと断言しました。私は科学的根拠を集めなければいけない、そう確信しました。

私たちは、子どもたちの身を使ってグリホサートの試験を行わなければなりませんでした。私たちは遺伝子組み換え企業に対して、グリホサートが子どもたちや私たちの体内に残留していて、それが健康問題と結びついていることを示さなければならなかったのです。私は、主治医と六つの研究所に依頼しましたが、どこもグリホサート試験を引き受けてくれませんでした。医者はそれがどういうものなのかさえ知りませんでした。ある研究所からは、「グリホサートは安全だとわかっているのでそんな試験は存在しません」と言われました。彼らにはそれを行うだけの力量もありませんでした。

息子とグリホサート

グリホサートについて学んだ数ヵ月後、八歳になった次男のボディーに突飛な行動が見られるようになりました。叫んだり、学習障がいが見られたり、発疹が出たり、とてもきつい臭いのおしっこをしたり、おねしょをしたりするようになり、夫や私に反抗的にさえなったのです。担任の先生から電話があり、「ボディーが課題をやらない、あきらめてしまう。とても心配している」と告げられました。成績はオールAからDへ、そしてFへと落ちました。息子に尋ねると、「テストが難しかっただけだよ。僕はそういうのが大嫌いなんだ」と言います。以前はクラスのトップになることをあんなに楽しんでいたのにどうしたのでしょうか。十問ある小テストで一問だけ答えて、あとは上のほうに-9と書いて、わざと間違えてから提出するようになりました。

夫はそれがただ成長の一過程であることを願っていましたが、息子が私を攻撃しているとき、その激情の裏では「助けて。本当はこんなことしたくないんだ」と言っていることが、息子の目を見ればわかりました。何かほかのことが息子の中で進行していることが私にはわかっていました。

主治医のところへ連れていきました。自閉症の専門家です。医師は、尿中の真菌や細菌を調べたいと言いました。なぜ真菌なのかと尋ねると、「時々、真菌や腸内の病原菌の異常増殖が脳の炎症を引き起こしたり、行動に影響したりすることがあるからです」と言います。突然私の中でゴングが鳴りました。

「それはグリホサートの仕業だわ。グリホサートが有益な腸内細菌を殺し、腸内の病原菌を増やして、脳の炎症を引き起こしている！」

息子の尿からは、非常に高い水準の真菌と腸の病原菌が検出されました。大腸炎の原因になり、死に至ることもあるクロストリジウム・ディフィシルというものまで見つかりました。医師は、「腸内毒素症、腸に開いた無数の穴、そして二十種を超える食物不耐性のせいで自閉症の症状が見られる」と説明しました。私の心はかき乱されました。

「二年近く、非遺伝子組み換えの食品しか食べさせてこなかったのに、なぜこんなことが起こっているの？　ボディーの学習障がいはグリホサートと関係しているのかしら」。

ボディーの体の問題を知ると同時に、農家の友人にグリホサート試験を実施してくれる研究所を見つけるよう頼みました。彼は私に、研究所の名前をメールしてくれました。

この国で初めて、自分の尿や水道水のグリホサート試験を受けられることになったのです。それはとてもワクワクすることであり、同時に恐ろしいことでもありましたが、私は真実をつかみ、息子たちの健康問題を解決するために行動を起こす決心をしました。三人の息子全員分と自分の尿を送り、試験代を払い、ほかの人にも同じことをするように勧めました。

二〇一三年十二月、尿と水道水のグリホサート試験を促すためにマムズ・アクロス・アメリカが情報を提供し、それが数時間のうちに三万三千人のもとに届きました。そして、四十人が自分の尿と水道水のサンプルを提出し、試験代を払い、匿名で結果を公開することに同意してくれました。

水道水のサンプルの大部分が陽性でした。低い水準でしたが、看過することはできません。私の住むカリフォルニア州オレンジカウンティの水道水からは〇・〇八七ppb（十億分の一）の量のグリホサートが検出されました。のちに、ラウンドアップが貯水池の周りで散布されていること、また、農業水利（灌漑や排水の技術による農地の水利用行為）を含む全国の水源の大部分で検出されていることが、多くの州の水資源部や米国地質調査所によって明らかにされていることを知りました。ラウンドアップは貯水池の有毒藻類を増殖させ、それを除去するために、硫酸銅が散布されます。しかし、銅は殺精子剤です。グリホサート除草剤は毒素と鉱物の有害な影響を増大させているのです。私たちの水資源に含まれる殺精子効果のある銅の水準が高くなるということは、見過ごせない重要な問題です。新たな研究では、グリホサート除草剤が農業システムに導入されて以降、四十年の間に、米国の男性の精子の質の評価が五九％下落しているのです。

私はすぐに台所の流しの下に逆浸透システムを取りつけ、水道水を再検査してみると、〇・〇五ppbの量を超えるグリホサートは検出されなかったので、多少ホッとしました。

先述した四十人のサンプルで行った尿検査の結果は、ただ事ではありませんでした。あるがん罹患の大学生からは一九ppbという高水準の結果が出ました。長男、三男、私の尿検査は陰性でしたが、次男のボディーからは八・七五ppbの量が検出されました。

「グリホサート除草剤が私の息子の体内に入り込んでいた。もう我慢ならない！」

私は怒りに満ちて夫に電話して、電話越しに泣きついたのを覚えています。

「これは息子に見られた高水準の真菌や細菌と関連があるに違いない、息子の問題行動や健康状態の極端な悪化と関連があるに違いない」。

そう思いました。

ボディーは三人兄弟の中で唯一、グルテン不耐性検査の結果が陰性だったので、一人だけ従来の（オーガニックではない）小麦を時々食べていたのです。私たちが週に一～二度レストランへ行ったり、友人宅へ行ったりするとき、私たちはボディーに丸いパンで挟んだハンバーガー、ピザ、あるいは小麦粉生地で包んだブリトーを食べさせていました。私は、大量のグリホサートが散布された小麦を息子に食べさせてきたのです。ＥＰＡは、小麦や穀物には三〇ppmまでのグリホサート残留を認めているので、実際の残留値もそれだけ高くなるものと考えられます。科学者たちは、腸管壁浸漏が、腸内細菌を破壊するグリホサート除草剤に起因するものと考えはじめています。

最悪の気分でした。今まで、遺伝子組み換えなしの食事をすることで十分だと思っていました。しかし、違うのです。常にオーガニックのものを食べなければならないのです。家族にわずかでも毒を与えてはならない。「何事もほどほどに」という表現は、毒には絶対に当てはまらないのです。

私たちは、たとえお肉であっても、一〇〇％オーガニックのものにしました。また、月に六五〇ドルかかる抗真菌薬と抗生剤で、ボディーの腸内から真菌と細菌を排除するという医師の指示に従いました。さらにボディーは、感謝祭から正月休みの間は、悪玉菌が増えないよう、どんな糖類も口にしませんでした。息子は、ザワークラウト（ドイツのキャベツの漬け物）を食べ、コロイダルシルバー（天然抗生物質のサプリメント）やたくさんのグリーン・スムージーを飲みました。そして六週間後に再検査すると、息子のグリホサート水準は検出可能な値ではなくなり、自閉症の症状は見られなくなったのです。それからは全く再発していません。

息子の自閉症の症状がなくなって安心しただけでなく、オーガニック生活を続けて腸内フローラを元の状態に戻すことで、四年間で少なくとも二十六万ドルを節約できたと試算しています。というのも、自然食品（オーガニックフード）は、治療費に比べればはるかに安いのです。オーガニックフードは、栄養がとても豊富で、はるかに毒素が少なく、環境にもよいものです。私たちは国をあげて、オーガニックのものを食べたほうがよいのです。

グリホサート試験

息子の健康状態が改善されてから、私は、生活の中にほかにも何かグリホサートに汚染されているものがないか知りたくなりました。研究所では、そのころはまだ食べものの試験はできなかったので、飲料や体液の試験を頼みました。水にだけでなく、母乳や精液にグリホサートが入り込んでいないかをぜひとも知りたかったのです。ただ、どうやってサンプルを入手すればよいのかわからず、また、十分な数が手に入るとも思いませんでした。

ところが、サステイナブル・パルス（国際的な遺伝子組み換えニュースのウェブサイト）の制作責任者、ヘンリー・ローランズからスカイプで連絡があり、彼の組織から母乳百サンプル分のグリホサート試験の資金提供の申し出がありました。私はサンプルを入手する方法を見つけなければなりませんでした。「モンサントによってつくられた『DDT（ジクロロジフェニルトリクロロエタン。非常に強力な殺虫剤）』や『PCB（ポリ塩化ビフェニル）※』は、どちらも女性の母乳の中から検出され、その結果が出てから五年以内に禁止されることになった」、とローランズは言いました。今回の母乳のグリホサート試験で同じようなことができるかもしれない。私は一ヵ月間で見つけたすべての母乳バンクに連絡を取りましたが、誰も参加に同意してくれませんでした。私は、あきらめず、手伝ってくれそうな母親の協力者を最低十人、必ず見つけようと心に決めました。腰を据えて、全国のお母さんたちに電話しました。三週間後、ついに、十人のお母さんが、匿名で結果を公表することに同意し、直接研究所へサンプルを提出してくれました。

母乳を寄付することは、その人たちにとって、とても勇気のいることだったと思います。もし陽性だったら、あなたならどうしますか。子どもに除草剤をあげているだなんて、何と恐ろしいことでし

PCB（ポリ塩化ビフェニル）：ポリ塩化ビフェニル化合物の総称。人体に対する毒性が強く、自然物および生体の中に蓄積されやすいため、現在製造・使用が禁止されている。

ょう。私は試験のために母乳サンプルを送ってくれた勇敢なお母さんたちに心より敬意を表します。

母乳サンプルが研究所に届いてから、そこの研究員から、新しい手法で行うので七五ppb以上でなければグリホサートを検出できない、という知らせがありました。これは、水の検出可能値である〇・〇五ppbよりはるかに高い水準でした。この水準を超えるグリホサートは見つからないだろう、世間の関心を高めたいという私たちの目的は果たせないかもしれない、とあきらめそうになりました。また、本当にグリホサートは存在するのかということについて、真の理解を得ることもできないだろう、とも思いました。

数週間後、その結果に衝撃を受けました。十名中九名はマムズ・アクロス・アメリカの支援者で、食事から遺伝子組み換え作物やグリホサートを積極的に排除しているにもかかわらず、十人中三人が陽性だったのです。値は七六ppb、九九ppb、そして一六六ppb。七六ppbと九九ppbの陽性反応が出たお母さんたちは週に二〜三度外食（従来型の食事）をしていました。最も水準が高かった一六六ppbのお母さんはマムズ・アクロス・アメリカの支援者の友人でしたが、遺伝子組み換え作物やグリホサートのことは知らず、標準的なアメリカ式の食事をしていました。一六六ppbというのはセラリーニの研究で、性ホルモンの変化を招き、ラットに危害が及ぶことがわかった水準の何と三千倍です。

私は再び憤慨しました。ヘンリー・ローランズがこれを報告書にまとめ、数人の科学者からコメントをもらったあとで、私たちはマムズ・アクロス・アメリカのウェブサイトとサステイナブル・パルス上でそれを公開しました。また、私はＥＰＡに対して、その結果を添えて文書を送り、メーカーが「グリホサートは母乳に入り込むことはなく、害を及ぼすことなく体内を通過し尿中に放出されるものだ」と主張していたラウンドアップを回収するよう依頼しました。その製品はメーカーの言っていることとは異なる働きをしているわけで、当然回収されるべきものでした。

ところが、一ヵ月過ぎても回答が来ません。私たちは怒りました。あるグループでは母親たちが、連邦や地方のＥＰＡの役人に五日間電話をかけ続けるキャンペーンを開始。私たちはソーシャルメディア上でその運動を拡散しました。また、連邦と地方のＥＰＡへ毎日電話しました。三日間で一万人を超える女性が電話をし、五日目には、ＥＰＡの殺虫剤を審査する支所の課長が「私たちが自分たちの仕事に戻れるよう、電話をやめてもらいたい」と電話で荒々しく言ってきました。それに対して、私は「あなたたちがラウンドアップを回収するまで、やめません」と答えたところ、その課長が「所長たちとの面談のほうがもっと効果的だ」と提案してきたので、十日後にワシントンＤＣで面談することになりました。

ＥＰＡとの面談の日は五月二十七日。『沈黙の春』の著者、レイチェル・カーソンの誕生日でした。彼女は著書の中で、私たちが今まさに経験しているあらゆる問題を予言しました。それ以来、アメリカ国内で環境問題に対する社会的関心が高まり、一九六〇年代後半には環境保護運動が盛んになったのです。そして、そのような社会背景のもと、政府は一九七〇年にＥＰＡを設立しました。その彼女の誕生日にＥＰＡの職員と面談するなんて、何という偶然でしょう。

ＥＰＡのウェブサイトには「ＥＰＡは、米国での販売や使用が認められた化学物質が人間の健康や環境を傷つけないことを確実にするために、市販用、工業用の化学物質の製造と流通を規制します」とあります。

問題なのは、彼らが自分たちの仕事をしていないことなのです。一九四〇年代以降、八万を超える化学物質がＥＰＡの前身機関やＥＰＡによって承認され、禁止されたのはわずか九つだけ。二〇一六年に発表された文書によれば、アメリカは二〇一〇年に有機リン系殺虫剤の環境ホルモン（ラウンドアップが入っている分類）に四二十億ドルを費やしたとされています。使用が認められている化学製品のうち、最終製剤の状態で承認されているものは一つもありません。安全性試験は、たった一つの原材料のみに実施されているのです。システムのこうした重大な欠陥によって、ＥＰＡは全く機能していません。ＥＰＡはその責任を負うべきです。

ＥＰＡと面談することが噂になり、多くの食べもの運動の団体が集結しました。規模の大きいＮＰＯ（非営利団体）、科学者、医療従事者、そして弁護士たちが合流。おばあさんも、元海兵隊員も、何人もの母親と一緒になって集まり、声をあげました。私たちは十一人、ＥＰＡの職員は九人、そして面談を見守るために全国から集まってきた人々が一堂に会しました。面談は一時間の予定が二時間続きましたが、誰も席を立とうとはしませんでした。子どもたちが、グリホサートが残る食べものを食べたら健康状態が悪化し、食べるのをやめたら改善した、という母親たちの経験談には説得力がありました。ＥＰＡの職員の中には、否定や怒りの表情を浮かべる人もいましたが、一方で、共感や興味、そして関心を寄せる人もいました。彼らは約束したにもかかわらず、いまだに母乳のグリホサート試験の結果を公表していません。それでも私は、自分たちが変化をもたらしたはずだと信じています。

ほかの国々では、母乳試験に関してさらに大きな反響がありました。母乳サンプルを提出してくれた十人の女性の勇気がなければ、現在こうして各国がグリホサートを禁止することにはならなかったでしょう。

モンサントも母乳のグリホサート試験に資金を提供しています。その結果は、意外にも、何も見つかりませんでした。その報告書の共著者であるマグワイア夫妻（シェリーとマーク）は、モンサントとのつながりは一切ないと明言しましたが、のちに、ヴェイルリー・ブラウン、さらにはエリザベス・グロスマン（どちらも*In These Times*という月刊誌の記者）が、マグワイア夫妻にはモンサントからそれぞれに一万ドルの贈与があったと暴露しました。夫妻は二度以上同じ試験を実施する、という科学の世界では標準的な方法を用いていませんでした。しかも、彼らは通常の試験法とは異なる手法、現在では科学者たちが疑問視している手法を用いたのです。FDAでさえ、その試験法の信頼性に疑問を持ち、二〇一六年にグリホサート試験を中止させています。グリホサートを検出するのが難しく、きちんと規制できないのであれば、なぜFDAは私たちが食べる作物へのグリホサート散布を許可しているのでしょうか。食料供給の過程でグリホサートの使用が認められる前、すなわち四十年以上前に、どうしてグリホサートを検出する手法が開発されなかったのでしょうか。もし化学物質を正確に検出できず、規制できないのであれば、それはただちに市場から排除されるべきだと、私は強く主張します。

二〇一四年には、グリホサートは人間の血流にも入り込むことがわかりました。クフィアトコフスカからの研究で、ラウンドアップに含まれるグリホサートとその他の原材料が、赤血球にわずかだが重大な悪影響を及ぼす原因となることが明らかになったのです。私たちの血液は、絶対にラウンドアップを受け入れないだけでなく、グリホサートは、モンサントが主張してきたように「害を及ぼすことなく体内を通過し尿中に放出される」わけでもないのです。

二〇一六年の後半には、赤ちゃんや子どもに害が及ぶ心配から、私たちは二十の粉ミルクと、経管栄養法に用いられている二十の「ペディアシュア」（商標。栄養剤製品）の試験を行う資金を集めました。私たちが集めた粉ミルクのサンプルでは、グリホサートの検出値である七五ppbを超える陽性反応は見られませんでしたが（これは、グリホサートの存在が確認されなかった、という意味ではありません）、サムセルが調べた大豆の「エンファミル」（商標）粉ミルクから、最大で一七〇ppbが検出されました。母乳で見つかった量より高い水準でした。

また、経管栄養法に用いられる「ペディアシュア・エンテラル」（商標。腸溶性の栄養剤製品）のサンプルのうち、六つのサンプルから七五ppbを超える陽性反応が出ました。セラリーニは、たった五〇ppt（一兆分の一）のグリホサートでも、ラットの肝臓や腎臓、そして性ホルモンに変化が見られたことを証明しています。アボット（米国の製薬会社）が製造する「ペディアシュア・エンテラル・フォーミュラ」※は、マムズ・アクロス・アメリカの支援者が働いていた小児リハビリテーション病院で使用されていたブランドで、救命救急診療の場で経管栄養法が必要な患者に与えられていたものでした。

医療従事者が経管栄養法に用いられるこの液体を安全だと思い込まされてきたことを思うとゾッとします。医療施設に頼らざるを得ない子どもたちや最愛の人たちは、今もその効果を信じる科学者や医療提供者たちから、真逆の作用をもたらす液体を与えられているのです。ペディアシュア・エンテラル・フォーミュラには、遺伝子組み換えの

ペディアシュア・エンテラル・フォーミュラ：商標。乳幼児用ミルクのフォーミュラ。母乳の成分を含むよう調合されたミルク。

コーンシロップ、大豆、そして砂糖がたっぷりと入っていて、そのすべてが炎症の原因となることがわかっています。
医師や科学者、食料システムに精通する著名な弁護士らが、経管栄養用の液体中からグリホサートが見つかったこと、また至るところでグリホサートによる汚染が見られることについてコメントを出しています。その中から次の三人のコメントを紹介します。

母として、このような結果にとても動揺しています。私は小児理学療法士として働いているので、日々経管栄養に生命を預けざるを得ない子どもたちと接しています。自動車事故や発砲、手術、がん、その他のさまざまな病気によってトラウマを抱え、そうしたことからの回復を待っている子どもたちには、数日、数週間、あるいは数年間、経管栄養が必要になるかもしれません。私は長い間、栄養に乏しく、炎症を引き起こすかもしれない経管栄養の原料に疑問を持ってきましたが、それが毒で汚染されていることが判明し、ショックで打ちのめされています。最もか弱い子どもたちや、計り知れないトラウマから回復しようとしている子どもたちが毒で汚染された経管栄養を与えられているなんて、そんなのひどすぎます。

——サラ・キュサック小児科医

ペディアシュアにグリホサートが含まれているなんてゾッとします。除草剤を懸念する心臓専門医として、私はラウンドアップが心臓組織に影響を及ぼし、深刻な心臓のリズムの異常を促進することを今では理解しています。幼児たちをこれと同じ毒素に晒しているなど到底受け入れられないことです。

――ジョエル・カーン医師

がんを患う赤ちゃんや子どもたちが、グリホサートに汚染されている経管栄養を与えられていることに、私は驚愕しています。重病の子どもたちに提供されている経管栄養の中に、極力有毒な化学物質が存在しないことを請け負うのは医療の専門家として当然のことです。その栄養の中にグリホサートが含まれるとすれば、それは途端に、血液や組織にグリホサートを直接送り込むシステムとなってしまいます。経管栄養の原料は、認証を受けたオーガニックのものだけにしなければならないことは火を見るよりも明らかです。

――ステファニー・スネフ
マサチューセッツ工科大学・科学者『グリホサート文書』共著者

子どもたちの尿、水道水、そして特に母乳からグリホサートが検出されたという私たちの発表は、世界中で騒ぎを巻き起こしました。のちに、スイス、中国、ハワイの人たちから、この調査結果が自分たちの運動に新たな活気を与えてくれた、との声が寄せられました。真実を明るみにする行為は人々へ影響を及ぼします。私はそのような試験を可能にしてくれた女性たち、出資してくれたサステイナブル・パルス、試験を実施するよう研究所に依頼してくれた農家の友人、そして試験を実施してくれたマイクローブ・イノテック研究所のオーナーに心から感謝しています。

しかし、経管栄養用のペディアシュアの試験結果がメディアで報じられることはほとんどありませんでした。がんを患う子どもたちが食事として除草剤を与えられているというのは、恐ろしすぎて想像すらできなかったのだろう、と私は思います。映画スターの情事は取りあげて、か弱い子どもたちが毒に晒されている話は報じないメディアに、ひどく腹が立ちました。私にできるのは、継続することだけでした。

二〇一五年三月、国連のWHO（世界保健機関）とIARC（国際がん研究機関）※が、グリホサートをグループ二（2A）の「おそらく発がん性がある物質」と判断したことを知り、私たちのコミュニティはとても驚きました。その後まもなく、サムセルが上院議員の助けを借りて、モンサントの一万ページを超える研究と、EPAがモンサントに宛てた文書を入手しました。その文書には、モンサントがすでに一九八〇年代の初頭から、グリホサートが発がん性物質であり、命を脅かすものであることを知っていた証拠があります。その後、ラウンドアップに晒されることで非ホジキンリンパ腫※が五〇%増加することがわかったとする研究が明るみになり、訴訟が次々と起こりました。それでも、遺伝子組み換え賛成派や化学企業の擁護者たちは害があることを認めようとはせず、真実を公にした人を中傷しました。

二〇一七年には、さまざまな消費者保護団体が行った食品のグリホサート試験で検出された値に基

IARC（国際がん研究機関）：世界保健機関（WHO）の一機関で、発がん状況の監視、発がん原因の特定、発がん性物質のメカニズムの解明、発がん制御の科学的戦略の確立を目的として活動。

非ホジキンリンパ腫：ホジキンリンパ腫（ホジキン病）以外のすべての多様な悪性リンパ腫を含む一群。

づき、アメリカ人の子どものグリホサート除草剤の一日当たりの摂取量と、EPAが食用作物に許容しているグリホサート残留量とを分析しました。まず、消費者保護団体が証明した検出可能値に基づくと、平均一〇キロの幼児は、カリフォルニア州EPAが安全な水準であると提案する量（一日、一食品当たり一一〇〇㎍）の二・二倍のグリホサートを消費している可能性がありました。一方、EPAが定めている残留許容量を基準に考えると、六倍近いグリホサートを消費している可能性があることもわかりました。肝疾患のような害が及ぶとされている量の数千倍も高い水準です。

アメリカ連邦政府の定める水準と比較すると、さらにひどいことになります。アメリカ連邦政府が定めるグリホサートの一日摂取許容量は、ヨーロッパが定める〇・三mg/kg（＝ppm）より一七倍高い水準です。また、一・七五mg/kgという米国EPAが定める一日摂取許容量は約八〇キロの成人を基準に決められたものであり、赤ちゃんのことは考慮されていないため、このような水準が安全でないことは明白です。アメリカ人だけがこんな扱いを受けているなんてひどい話です。

ほかにもさまざまな機関がグリホサート試験を実施しました。陽性反応が出たと公表されたものと実施機関は以下のとおりです。

- **朝食用シリアル**（二〇一五年、NPO法人GMOフリー・アメリカ）
- **卵、ベーグル、牛乳、ヨーグルト**（二〇一六年、ナチュラルヘルス同盟）
- **ハチミツとオートミール（麦の粥）**（FDA）
- **綿棒、ティッシュ、タンポン、生理用品**（在アルゼンチン、ラ・プラタ大学のEMISA（社会環境

相互作用空間）

グリホサートだけではなく、アミノメチルホスホン酸（ＡＭＰＡ）というグリホサートの分解残留物で、はるかに有毒性を持つ可能性のあるものも検出。

・十二のカリフォルニアワイン

二〇一六年三月、マムズ・アクロス・アメリカの支援者が見せてくれたこの試験結果を私はサンフランシスコのＡＢＣ７（ニュース番組）をとおして伝えました。放送後、同週の土曜日のＡＢＣ『World News Tonight』でもさらに大々的に放送されることを知り胸を躍らせました。ところがモンサントの圧力でその放送は中止。マムズ・アクロス・アメリカの母親たちはとても腹を立て、放送局に電話やメールをし、私はモンサントに直接手紙を出しました。

その結果同週の後半に二回目の放送が実現し、百万人の人たちがワインに含まれるグリホサートについて知ることができました。

・大量のスナック、クラッカー、チップス（二〇一六年秋、サステイナブル・パルスとフード・デモクラシー・ナウによる調査）

・オレンジジュース（二〇一七年、マムズ・アクロス・アメリカによる調査）

試験を実施した五つの主要ブランドのオレンジジュースすべてから、グリホサートとアミノメチルホスホン酸の残留が検出されました。私たちは柑橘類の農家を調査する過程で、抗カビのために、木に銅が散布されていることを知りました。先述したとおり、銅は殺精子剤の働きをします。若い男性が朝食にグラス一杯分の従来型のオレンジジュースを飲んでいて、それが彼の生殖能力を奪ってしまっていたらどうでしょう。

・BEN&JERRY'Sアイスクリーム（二〇一七年、オーガニック消費者協会による調査）

グリホサートを含まないこと、ミルクやその他の原材料をオーガニックに切り替えることをメーカーに求める全国運動は成功を収め、正しい情報を得たときの消費者の力を証明しました。

食べものに関する真実を報じる放送局の一つ、RT.com（Russia Today）が、私たちの調査結果をニュースに取りあげました。ウラジミール・プーチン、ロシア大統領が遺伝子組み換え作物を嫌っているのは周知の事実です。彼は遺伝子組み換え作物を自国で生産することを禁止しており、輸入することも許可していません。彼は自国民を守る以外に、政治的なおもわくを持っているのかもしれませんが、たとえそうだとしても、私はそのニュース報道に感謝しました。

また、CFIA（カナダ食品検査庁）が、主に北米産とその他数ヵ国の、数千もの食品サンプルのグリホサート試験を行いました。試験の実施を政府に訴えたカナダ人の運動家、トニー・マイトラのUNSTOPPABLEな（あきらめない）努力の功績でした。試験後、トニーはすぐに七八〇〇の試験結果を著書、*POISON FOODS of NORTH AMERICA*にまとめました。それによると、アメリカのレンズ豆、雑穀、小麦や大豆やベスン（チャナ豆）の粉、ひよこ豆、オート麦、ピザ製品が五〇〜一〇〇％の範囲で陽性でした。衝撃的な結果です。中には、オーガニックのサンプルで陽性になったものもありました。北米産のオーガニックひよこ豆や、オーガニック赤レンズ豆からは、不正にオーガニックと表示しているものとほとんど同等の、高い水準のグリホサートが検出されたのです。また、カナダ産のサンプルのグリホサート残留量が最も高いという結果も出ました。カナダはアメリカより雨天が多く、農家では、特に、グリホサートを乾燥剤として使用することが多いことを考えれば納得がいきます。カナダがIBS（過敏性腸症候群。ストレスによる下痢や便秘などの症状）の罹患率が世界で最も高いのは、単なる偶然ではないでしょう。

二〇一七年には、トルコから輸入される従来型の食品が、突然オーガニックと表示されるようになったという報告書が公表され、それを機に、すべてのオーガニック食品に対して問題が提起されることになりました。しかし、私は数千ものグリホサート試験の結果を再確認することで、オーガニックと表示されているほとんどの食べものは汚染されていない、もし汚染されていたとしても、それは従来型のものに比べ、平均して二十六分の一程度の水準であることを発見しました。つまり、オーガニック食品は、私たちにとって最善の選択なのです。

CFIAによるひよこ豆とレンズ豆の試験結果には、不可解な異常が見られました。もう一度試験をして、オーガニック基準で安全になるまで、ひよこ豆やハマス（ひよこ豆のペースト）、それに赤レンズ豆は、北米産以外のものを買うようにしましょう。

二〇一八年一月、グリホサートを主原料とする除草剤からヒ素や重金属が検出されたセラリーニのチームの研究が公になり、水のグリホサート残留許容量の五〜一〇〇倍多いヒ素がグリホサート除草剤に含まれていることを市民や政策立案者たちは知らされました。この、毒であり環境ホルモンである重金属が、私たちの農作物や庭に散布されてきたのです。

ラウンドアップの中に非常に危険な有毒水準のヒ素と重金属が発見されたこと、グリホサートを主原料とする除草剤が危険であることがわかっただけでなく、こうした原材料が明記されていなかったということは、メーカーにその不正に対する責任があるということでした。セラリーニは次のようにコメントしています。

「グリホサートは、ラウンドアップなどの最終製剤としてではなく、それのみの健康調査が実施されてきました。最終製剤は、グリホサート以外にも、有毒な石油の残留物やヒ素も含まれているにもかかわらず、です。ですから私たちは、ただちに最終製剤の透明性を、最終製剤で実施される健康調査の透明性を求めます。また、こうして毒が隠れていることがあるため、食品や飲料のグリホサート残留許容量はできる限り細かく調べるべきです。また、グリホサートを主原料とする除草剤（あるいは殺虫剤に紛れているグリホサート）は禁止されるべきです」。

Consumer Reports のマイケル・ハンセンは、石油を主とする廃棄物が、それを廃棄するため、あるいはそれを再利用（リサイクル）するための方法として殺虫剤に加えられている可能性が高いことや、その石油を主とする廃棄物が重金属やヒ素を含んでいて、製品の有毒性を増大させていることを指摘しました。「グリホサート除草剤には、どんなヒ素も含まれるべきではない」とハンセンは言います。

二〇一七年、私たちが実施した三十六人のアメリカの子どもの尿検査でグリホサートが検出されたことを発表しましたが、その中には〝健康的な〟（オーガニックを含む）食べものを食べてきた子どももいました。それなのに、グリホサートや毒素の値は決して低くはなかったのですが、CFIAが実施した試験の結果をあらためて見直したときに、私は急に納得がいきました。グルテンフリー、ヴィーガン（完全菜食主義）、そしてベジタリアン（菜食主義）の食べもの――健康志向の親がその食べものがオーガニックかどうかにかかわらず、子どもたちに与えている食べもの——が、最もグリホサートに汚染されているのです。これは憂慮すべきことでした。CFIAの試験結果に従えば、〝健康的な〟小麦のピタ（丸パン）やハマス、ヴィーガン用の大豆のホットドッグ、ベジタリアン用のひよこ豆のハンバーガー、赤レンズ豆のスープ、そして蕎麦を買うアメリカやカナダの人々は、アメリカで最もグリホサートが残留している食べもので自分自身を毒していることになるのです。

ヴィーガンやベジタリアン賛成派の人たちはよく、オーガニックを推進する重要性をそっちのけにしてしまうことがあります。私は、このような調査結果がそれに変化をもたらしてくれることを願っています。

アレルギーがあり、過去には流産を経験し、現在、妊娠糖尿病を患っています。私の子どもたちのうち、一人には胃の疾患があります。私たちはベジタリアンなので、とても健康的な食事をしていて、こうした問題を一つでも抱えること自体、あってはならないことです。すべての食事をオーガニックにこだわった結果、私たちの健康問題はなくなってしまいました。

——ヴィッキ・J

以前、夫のトッドと私、そしてある支援者とした会話を私は一生忘れません。彼女（支援者）は、「自分の娘は〝健康的な〟ものを食べているのに、なぜ、慢性的な胃腸の病気で一度に六万ドルもかかる手術を三回も受けなければならなかったのかわからない」と話しました。私は、娘さんが何を食べているのかを尋ねました。娘さんはヴィーガンで、未加工のひよこ豆、ハマス、レンズ豆、野菜、大豆、それから全粒小麦粉のパンを毎日食べているとのことでした。「健康的な食べものばかりよ」と彼女は言い、「ただ、それはオーガニックのものではなかった」と付け加えました。私がCFIAの試験結果を伝えると、彼女はハッと息を呑みました。そして、その子とは別の娘が、「ヴィーガンではないけれど、同じように胃腸の病気を抱えるようになった」と言います。私は彼女に、周りでラウンドアップを使っている人がいないかを尋ねました。彼女は「夫がいつも自宅の裏庭にラウンドアップをまいていて、そこを娘たちが裸足で歩き回っている」と答えました。試験結果を知った彼女はそれ以来、大きく変わったので、きっと健康問題を解決し、医療費も減らせるでしょう。

健康面の課題を克服する大切な方法の一つは、あなたが健康によいと思っている食べものが本当に健康によいのか、真実を見極めることよ。真実を知ることは勇気のいることだけど、その結果は人生を変えるかもしれないわ。

グリホサート試験から証明まで

私たちは今、いろいろな検査をすることができます。しかし、検査はあくまで知識をもたらすものであり、治療ではありません。以下に、お母さんたちからの声を紹介します。彼女たちは検査のために専門家のところへ行ったかもしれないし、行っていないかもしれません。しかし、いずれにせよ、彼女たちは自分に問題があることを悟り、それを解決するために問題に取り組み、ほかの人たちのためにもなるように自分たちが到達した結論の情報を提供してくれました。

息子には毎日喘息の発作があり、眼鏡がないと生活できず、学校では留年を勧められました。ですが、私が遺伝子組み換え作物のことを知り、オーガニックに切り替えた途端、息子の喘息発作はなくなり、眼鏡が不要になり、成績はクラスのトップです。

――カレン・L

息子は、重度の自閉症でした。私は二年前に遺伝子組み換え作物のことを知り、すべてオーガニックに切り替えました。年収が四万ドルほどのシングルマザーの私にとって、これは大変なことでした。しかし、たった二週間で私の父は息子のある変化に気づき、息子に新しい薬を飲ませているのかと尋ねてきました。「いいえ、すべての食事をオーガニックにしただけよ」と私は答えました。息子はこの秋に高校に入学しましたが、息子がかつて自閉症だったのかと尋ねてくる先生は一人もいません。

――シンディ・S

息子が自閉症だと診断されたあと、私はすぐに、よくなる方法を見つけられるかどうかは私次第だと思いました。ほとんど何も知らない医師たちからは、薬の服用を勧められました。ですが、ほかに方法があることを私は知っていました。病気そのものは治らないのに単に症状だけを抑えたり、危険な薬を飲ませたりするのだけは嫌でした。原因となっているものを癒やし、なるべく自然に治したかったのです。十年以上、徹底的に調べ、試行錯誤し、そして一〇万ドル以上を費やした結果、今日息子は、不安神経性、反抗的態度、攻撃性、腹痛、頭痛など、すべての症状から回復しました。私は今、自分が息子のために何をしたのかを正確にほかの親たちに伝え、それが子どもたちを回復させる手助けになればと思っています。子どもたちは回復します。私の息子がそうだったように。あなた方のお子さんもきっとできると信じています。

——カレン・トマス
Naturally Healing Autism 著者

お母さんが遺伝子組み換え作物やグリホサートのことを知ったことで、こうして三人の男の子が新たな未来を手にしています。そして、アメリカ——おそらく、世界、とも言うべきでしょう——は、彼らのお母さんたちが遺伝子組み換え作物やグリホサートのことを知ってくれたおかげで、新たな未来を手にしているのです。

また、多くの女性が健康問題について報告してくれました。

非遺伝子組み換え食品に切り替えてから約一ヵ月後に線維筋痛が消えました。

——ベリンダ・M

家族にとって最善だと私が考えること、つまり、遺伝子組み換え作物を食事から除くことによる効果を私は証明できます。私は、免疫芽球性肉腫、胃酸の逆流、説明しづらいのですが決して治らない水虫、糖尿病予備軍を患っていましたが、ライフスタイルを変えた途端、こうした症状はすべてよくなりました。私は皆さんに自分の体験談を話します。皆さんがあとどれほどの証拠を必要としているのかはわかりませんが、これは私に起こった実話です。企業は、遺伝子組み換え作物が生態系にどんな影響を与えているのかを知っています。それなのに、彼らの世界は、お金を中心に回っています。彼らがつくった利益のサイクルは地球や人間を殺傷しています。破壊することでしか、彼らは利益を得られないのです。

――カリナ・O

非遺伝子組み換えの食事とオーガニックの選択に万歳！　三〇キロも痩せたわ。もう肥満とともに生きていくのはごめんよ！

――アンバール・M

消化器官に慢性的な症状をいくつも抱えていましたが、食事全体をオーガニックに切り替えてまもなく、すべて治ってしまいました。娘は潰瘍性結腸炎と診断されましたが、健康的な食事で抑えています。

胃食道逆流症と診断され、途方もない痛みに襲われ続けていました。その症状に効く錠剤を毎日いくつも飲むことに疲れたので、これまで一度もなかったのに、なぜ今、食べものに傷つけられているのかを徹底的に調べる決心をしました。そして、遺伝子組み換えなしか、オーガニックの食事に切り替えて以来、たったの一錠の薬も飲む必要がなくなりました。

――シンディ・B

十年前、二度目の乳がんを診断されました。血液検査でBRCA1遺伝子を持っていることが判明しました。三人の娘たちにも検査を受けさせ、うち二人がその遺伝子を継承していることがわかりました。遺伝学者に、乳がんになるリスクを減らす方法を尋ねたところ、彼は、遺伝子組み換え作物をやめておくのが一つの方法だと言いました。

――コリーン・G

彼女たちの夫も同様です。

――ジュリー・J

夫と私が積極的に遺伝子組み換え食品を避けはじめると、複数の病気が徐々に治っていきました。けれども、さらに多くの食品に、たくさんの遺伝子組み換え作物が含まれることが次々と明るみに出て、避けるのが段々と難しくなっていきました。ですが、真剣に疑わしい食べものを控えていくと、夫のアレルギーは改善し、私の不快な消化器官の症状は消え、夫婦ともに体重が減りました。

――シンディ・M

夫はいくつもの胃腸の症状に苦しんでいましたが、遺伝子組み換え作物を断ち切ったら、そうした症状が著しく減りました。この情報をロックランド・カントリー・スクールの保健室の先生たちに知らせたところ、大勢の人がそのことを知らなかったのには驚きました。

――マーガレット・D

夫は数年前に脂肪肝だと言われました。それから非遺伝子組み換えやオーガニックの食べものに切り替え、以降、私の胃腸の症状はなくなり、夫は直近の検診で脂肪肝は改善したと診断されました。

――コリーン・C

夫は昨年、五度の入退院を繰り返しました。医師たちは感染が著しく進んだ腸の一部を手術で取り除こうとしました。それどころか、一週間、抗生物質を大量に投与したので、退院後、私は夫をはじめ、家族全員の食べものをすべて非遺伝子組み換え食品へ変更しました。まあ！　何という変わりよう！　夫の調子はよく、今までより食べものがおいしく感じられます。私は今後、デモ行進に参加し、請願書に署名します。健康的で、商品ラベルにきちんと表示のある食品を選択できるよう再請求するものには何にでも。どうか成功しますように。遺伝子組み換え作物に「NO！」と言いましょう。マムズ・アクロス・アメリカ万歳！

――ロンダ・L

教師たちも、ここ最近急拡大している、アメリカの健康危機に気がつきはじめています。

私は小学生に音楽を教えていて、全校生徒と向きあいます。最近は生徒の食物アレルギー診断書を受け取ることが多くなり、中には命にかかわるものもあります。

二十年ほど前に教師をはじめたころ、そんな書類を受け取ることはありませんでした。

――ジュリー・K

現実を把握する――精神疾患、暴力、そして薬物依存

歴史を振り返ると、部族の時代の男性の役割は、部族を守り食料を集めることでした。一方、女性の役割は、部族が何を食べるかを決め、自分たちの寿命を延ばすことでした。もし母親が自分の直感を信じず、自分の部族に毒イチゴや腐った食べものを食べさせていたら、その部族は滅びていたかも

しれません。しかし、米国では過去二十年の間、遺伝子組み換え食品は商品ラベルに表示されず、私たちには自分たちの食べものに何が入っているかを知る術もなく、結果として、この国の健康は衰退しました。

二〇一八年二月発行の*Smithsonian Magazine*の「シリアル・キラーズ」という表題の記事で、フランスで殺虫剤と除草剤を散布されたトウモロコシを食べた母ハムスターがカニバル（共食い動物）になってしまい、若い子どもたちを食べてしまった、という内容が公表されました。調査者であるストラスブール大学のマティルド・ティスィエが、ハムスターのエサにビタミンB_3を入れると、共食いをやめました。彼女は、トウモロコシがビタミンB_3とナイアシンを結びつけていて、ハムスターの行動に影響を与えることを発見しました。もし、たった一つのビタミンを動物のエサに注入するだけで攻撃行動を止められるのならば、これを人間の行動にも応用できないでしょうか。精神疾患、あるいは行動や学習に障がいのある幼い子や十代の子、その他の人たちのビタミンやミネラル欠乏症に関して試験を実施したら、どんな結果がもたらされるでしょうか。もし、単純な食事の変更で、今この国で生じている暴力行為をいくつかは止められたらどうでしょうか。二〇一八年に入ってたった六週間のうちに、十八の学校で銃乱射事件がありました。二日半に一度、学校で発砲があったことになります。これは迅速な行動が求められる危機的状況です。

アメリカを襲うもう一つの危機として取り組まれているのはオピオイド（麻薬性鎮痛薬）危機です。薬物依存症は、全国のコミュニティを機能不全に陥らせています。この取り組みに欠けているのは、特に低所得者層は、健康的な食事をすれば、薬物依存を防止できるということです。ですから、新鮮なオーガニック製品に手が届きやすくなるための投資が必要です。健康に関係する規制機関は、未加工のオーガニックフードを入手できるような法律を最優先で施行する勇気を持つべきです。手頃な価格で、無毒やオーガニックの食品が入手できるようになれば、消費者は体によいものを食べ、健康でいられれば、このような悲惨な依存症を少しは防止でき、そもそも薬物を服用しなければいけない気持ちにはならなくなります。

薬物常習者が薬物を使用するようになる理由の一つが、うつや慢性的な痛みです。うつや慢性的な痛みには、食べものや殺虫剤の使用が関係していることがわかっています。グリホサートが有益な腸内細菌や体内のセロトニンの蓄えの多くを破壊してしまうと、体は充足を感じられなくなり、憂うつになったり、普段では陥らないような薬物に依存してしまったりすることになります。セロトニンがアンバランスな状態になったり、うつ病になったりすると、医師はSSRI's（選択的セロトニン再取り込み阻害薬）を処方しがちですが、その薬は高い確率で十代の自殺や殺人行為をもたらすことがわかっています。

クローン病や大腸炎、それに、痛みを伴う胃病は、遺伝子組み換えやグリホサートが食料供給に入ってきて以降、飛躍的に増加しているのです。これらの病気に医師がオピオイドを処方するのには理由があります。しかし、二〇一七年だけで六万人を超える人々がオピオイドに関連する死因で亡くなったのも事実です。

ジャンクフードや食べものの毒素によって生じるビタミンやミネラルの欠乏と、向精神薬が合わさると、銃乱射事件を引き起こすような、危険な混合物になります。学校での銃乱射事件や暴力の蔓延を食い止めるために、私たちは銃規制法や薬物治療だけでなく、ビタミンやミネラルの欠乏と組み合わさってもたらされる神経毒や、薬の副作用にも目を向けなければなりません。入学前に全生徒に対して、ビタミンやミネラル欠乏症の有無を調べる試験の実施や、毒素に晒される機会を減らすための食事カウンセリングの実施を加えた新たな政策が、アメリカの健康を取り戻し、この国の暴力を減らす重要な一歩になると、私は断言します。

要約すると、農薬漬けの農業、遺伝子組み換え、そしてグリホサート除草剤は、私たちの腸内細菌を殺し、結果、免疫システムが壊され、臓器障がいや生殖への害を、また、血液脳関門や細胞形成の働きに支障を及ぼします。そのどれもが、子どもの可能性やアメリカの未来を根幹から破壊する原因になります。

しかし、一方で、この憂慮すべき情報は、全国、そして世界中のあらゆる人々を喚起し、人々は声をあげ、つながり、教え、お互いを助けあうことになるでしょう。それによって、人々や国を鼓舞する、思いやりのある人たちの新たなコミュニティがつくられていくことになるでしょう。

第Ⅱ部

あきらめないコミュニティ

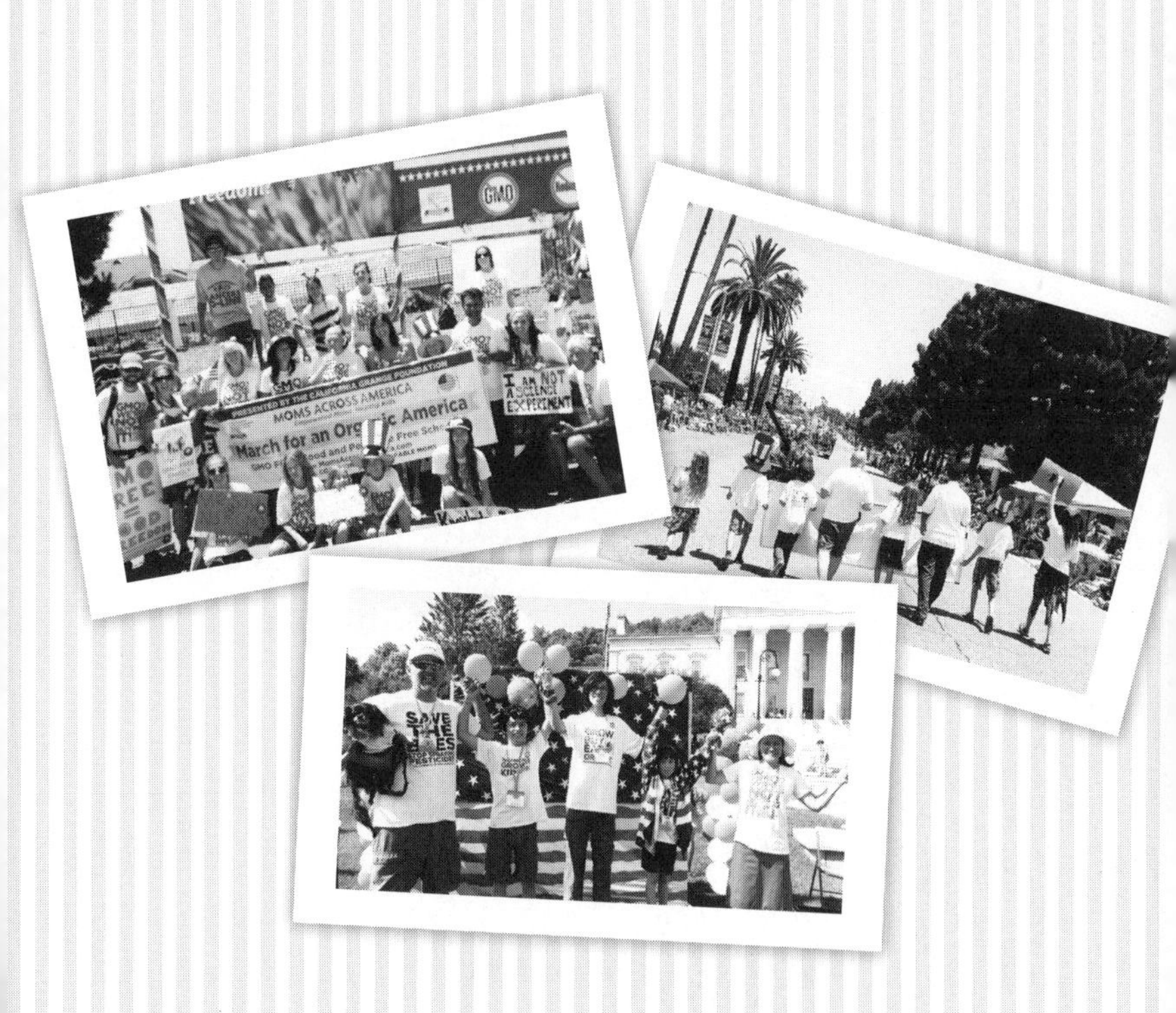

第四章　信用と真実、そしてコミュニティ

思慮深い、献身的な市民の小さなグループが世界を変えられることを決して疑ってはならない。それはまさに起こったことなのだ。

――マーガレット・ミード

食料システムが有毒であるという現実、政府がそれを規制しないこと、そして危険などないと信用してきた食料供給に実は害を受けるリスクがあることについて学んだ際、私は深く裏切られた気持ちになりました。すべてのアメリカ国民と同じように、私もだまされてきたのでした。なぜ化学企業が、国民から訴えられないように、また、自分たちの利益を守るためにうそをつくのか、自分なりに筋道を立てて理解しました。しかし、理解したところで、裏切られたことへの痛みが和らぐことはありませんでした。私は不信感を抱き、不安、孤独感にも襲われました。

子どもたちが病気になったのを機に、私は何の打算もなく協力を惜しまない人たちと心を通わせ、その人たちのグループと次々と新たなつながりを持つようになりました。その人たちは、私と同じよ

うにただ真実を明らかにしたい人たちでした。そういう人は全国に、いいえ、世界中にいました。私は、ソーシャルメディアなどで熱心なチームや、出会うことが約束されていたような人たちと出会い、その人たちがいなければ一生会うことはなかったような農家や科学者、教師、健康指導者、ジャーナリスト、運動家、政治家、弁護士、学生、そして医師から学ぶことができました。

私のオンラインのコミュニティが広がるにつれ、そのコミュニティの人たちは、私が実生活でも多くのコミュニティと連絡が取れるように協力してくれました。遺伝子組み換えに関する地域の会合に出かけるパワーをもらい、その場所こそが、私にさらに大きなつながりや刺激、そしてパワーをくれた場所でした。自分のコミュニティとつながる、ということは、自分の子どもたちを守るための直感に共感してくれる人がほかにも見つかる、ということでした。私は、似たような経験談を話してくれたり、私の疑念を理解してくれたりする人たちに出会いました。

彼らと深くかかわり、真実を共有するようになったのをきっかけに、私は遺伝子組み換えを主題とする講演会で講演をする決意をしました。人々が遺伝子組み換えに関する真実を学び、行動を起こせるように応援したい一心でした。「講演者」という肩書の名刺をつくり、数ヵ月後には、健康に関する展示会での講演を依頼され、さらに、全国のさまざまな団体からも依頼されるようになりました。とても光栄なことであり、イベントに参加することで、自分もほかの人たちから何を学べるか、いつもワクワクしています。

健康や学習、行動に問題を持つ子どもと一緒に奮闘している親を集めて毎年開催されている Autism（自閉症）One の会合は、すばらしいコミュニティの一つで、参加者の九八％が母親です。シカゴで開催されることが多く、二百を超える講演者や健康製品の企業が集まり、新しい科学や解決策を紹介します。私が講演者として初めて出席したときは、ステファニー・スネフ博士と私が、自閉症と遺伝子組み換え作物、グリホサートとの関連に着目して話したのですが、そのようなテーマで話すのはまだ少数派でした。ところが翌年には、デトックスや健康改善について取りあげた講演者のほとんどが、遺伝子組み換え作物やグリホサートについて言及しました。私たちのコミュニティでは、話はすぐに広がります。母親たちはそのことを話題にし、解決策をみんなが知ります。企業の思惑にごまかされることなく、ともに集まり、真実を共有することは、大いに母親たちを力づけます。

サイレント・コミュニティ

コミュニティの多くは、喜びではなく悲しみによって生まれます。流産の経験のある女性のほとんどは、深い怒りや悲しみを経験し、時には、とてつもない喪失感を伴う罪の意識や情けなさを感じることもあります。そして今、このような、人生を変えてしまうようなつらい経験をする女性が増えています。不妊治療院は今や四倍に増えています。私は最近、ＩＶＦ（体外受精）センターの所長に会ったのですが、彼は、これから二十年の間、自分の業界は毎年二二％の成長が見込まれると豪語していました。私はゾッとしました。今こそ私たちは真実を共有しあい、現実を学ぶときです。

若いカップルは、近所のおばさんから、「子どもはこれからなの？」と聞かれて、表情を曇らせるかもしれません。「もっと産まないの？」と聞かれて、子どもを一人持つお母さんはうんざりしているかもしれません。おばあちゃんから、「女の子はほしくないのかい」と聞かれ、男の子を二人を持つ夫婦は涙をこらえているかもしれません。多くの夫婦が何回かの流産を経験し、その痛みを隠しているのです。

二〇一二年に遺伝子組み換えのことを学び、その後グリホサートについて学んだころの、私の最も重要な問題は、ラットに遺伝子組み換えのエサを与えると、ラットの生殖に危害が及び、その三世代目（孫世代）が完全に不妊になるということでした。不妊、流産、死産の悲しみは、計り知れないものです。

二〇一八年三月に発表されたS・パーヴらの研究で、母親がグリホサートに晒されると妊娠期間が短縮する危険が大幅に増加することが明らかになりました。妊娠期間が短くなるということは発達の遅れを伴うこともある早産だけでなく、流産や乳児死亡の危険もあるということなのです。大切な命を失うことで母親は孤立してしまったり、家庭の分断や、離婚を招いたりすることがあります。

この状況がどんなに絶望的かは、私は身をもって知っています。これまで、スピーチやインタビューで話したことはありません。今しかない、と思ったときに、一度か二度話をしたことがあるだけです。実は私も流産し、子どもを失った経験があるのです。妊娠二ヵ月目のことでしたが、どんな成長段階であれ、子どもを失うというのは、言葉で表現できないほどの痛みを伴います。私の直感では女の子でした。二度と成長を見ることのできない、いつの日かきっと母親になっただろう女の子。この喪失感によって、人生に起こる喜びが、喜びとして感じられないことがあります。

薬局でマニキュアの隣で売られている髪飾りやリボンを見ると、私は突然泣きたくなります。キッチンペーパーのテレビコマーシャルで女の子がお母さんに抱きついているところを見ると嘆き悲しんでしまいます。自分の人生や息子たち、そして結婚に満足していますが、喪失感と悲しみはいまだに大変根深く、その悲しみとともにいられる唯一の表現方法が沈黙だということは今でも変わりません。赤ちゃんを失ってから一年も経たないうちに、私は再び妊娠しました。幸運なことに三人の健康な男の子に恵まれました。私にもたらされた命の贈り物に、私は生涯感謝します。

何度も赤ちゃんを亡くしたり、一度も妊娠することのない女性の悲しみを私はただ想像することしかできません。臨月に出産を迎え、健康な赤ちゃんを出産すると思っていた矢先に赤ちゃんを失う精神的なダメージは計り知れません。

あなたは決して自分を責めてはいけません。流産の原因が何だったのか、知ることはおそらく一生ないでしょう。庭師が歩道や分譲マンションの公園にまいたラウンドアップのせいだったかもしれないし、乳製品を避けようとして飲んだ遺伝子組み換え大豆の豆乳のせいだったかもしれません。私たちの体内で常に起こっている千の化学反応のせいで、たまたま起こった奇形だったのかもしれません。私たちが知ることはないでしょう。しかし、その「知らない」ということに、私はいまだに悩まされています。

隠された意図

「知らない」ことで痛みを感じることがある一方で、とてもやる気にさせられることもあります。

若い女性たち、母親になる人たち、また一般的なコミュニティは、グリホサートという環境ホルモンや多くの化学物質が私たちの食べものや水、プラスチック、家具、そしてパジャマにさえ含まれていることを知りません。そのことが、こうした活動を続け、その危険性について広く語り続けるように私を駆り立てるのです。

ラウンドアップに触れたことが原因で非ホジキンリンパ腫で亡くなった、あるいは非ホジキンリンパ腫に罹った家族を持つ千人近い原告を代表して、バウム・ヘドルンド・アリスティ&ゴールドマン事務所とロバート・F・ケネディ・ジュニア(ウォーターキーパー・アライアンスの会長)が起こしている訴訟の判事が、二〇一七年夏に、モンサント文書を公開しました。NPO法人US Right To Know(知る権利)のベテランジャーナリスト、キャリー・ジラムは、「文書が明らかにした事実は激しい憤怒の波を引き起こした。それは、モンサントの疑わしい研究であり、米国EPA(環境保護庁)幹部との癒着であり、会社を守るために、モンサントが調査研究を〝ゴーストライト(代作)〟させた件に関与したかもしれないことを示すものである」と述べました。

ロバート・F・ケネディ・ジュニアは、この本のために次の文章を寄稿してくれました。

モンサントの幹部は、何十年にわたってラウンドアップがその顧客や消費者たちにがんやその他の被害を負わせる原因となってきたことを知っていた。戦略に従い、彼らはPCBや「エージェント・オレンジ」(枯れ葉剤)といったほかの有毒な製品を守るための計画を練ってきた。モンサントは毒によって利益を得るために国民にうそをつき、規制機関を妨害し、化学企業メーカーを買収し、そして、官僚を腐敗させた。

また、この文書は、モンサントの毒物学者で指導的立場にあるドナ・ファーマーの悲劇的な行為も明らかにしました。二〇一二年の文書で、彼女は、グリホサートに晒したオスのラットの科学研究に関して、ある一文を書き替えました。元は「実験結果はグリホサートが流産を引き起こすことを示唆するものだったが、実験中にはそれを確認できなかった」と読めるのですが、彼女はそれを「グリホサートが流産を引き起こすことは実験結果からは確認できなかった」と修正したのです。彼女のこの行為は、科学のコミュニティや全人類を裏切ったばかりか、文書の読み手――それがほかの科学者であろうと、規制機関、農家、あるいはグリホサート除草剤を使用したいと思うかもしれない消費者であろうと――が、グリホサートの潜在的リスクを十分に知るための機会を奪ってしまいました。モンサントが、グリホサートが流産を引き起こす恐れがあることを示唆した研究結果を国民や政府機関から隠したという事実は、何が何でも自分たちの製品を売り続けるという意思をはっきりと示しています。

モンサントの評判を守り、グリホサート除草剤の危険を隠そうとした彼女の企てが法的文書の中で明かされたあと、二〇一七年十一月に、『The Doctors』というテレビ番組で彼女は何百万の視聴者の前に姿を現しました。その際、動物に注入されたグリホサートについて言及しましたが、それ以降、どんな公式声明も彼女は出していません。お母さんたちは皆、こう言うでしょう。真実を隠しても無駄――真実は必ず明らかになるもの。

農家を信じ、自然を信じるということ

家族経営農場のコミュニティは、オーガニックフード運動の中心となっています。誠実で、思いやりのある、働き者の農家の人たちに会うことや、その人たちの取り組みの内容を知ることは、この問題にかかわるようになって得られた大きな恩恵の一つです。これまでに会ってきた農家の人は、食に携わること、自分たちの生活や家族を守ること、そして、次世代のために土壌を守ることを大事にしています。

一方モンサントは、自らを「持続可能な農業企業」であると主張します。メリアム・ウェブスター辞典によれば、「持続可能」とは、「資源を枯渇させたり、資源に恒久的な悪影響を及ぼしたりせずに、資源を収穫したり使用したりすること、あるいは、その方法」という意味です。モンサントの行いは辞典の説明とまるで懸け離れています。モンサントが販売する除草剤は、何十年にわたって土壌を枯渇させ、水を汚染し、きれいな水や食べものといった私たちの資源に悪影響を与え、資源を減少させてきているのです。

さらに、モンサントは、自然界に存在する種子が除草剤への耐性を帯びるよう遺伝子を組み換える特許を取得し、その技術料を農家に転嫁しています。農家はモンサントの農薬販売サイクルの罠にかけられているのです。計画どおりにモンサントがバイエルと合併（二〇一八年に合併完了）すれば、綿実市場の七〇％を独占することとなり、値段の吊りあげは避けられないでしょう。遺伝子組み換えを

行う化学企業が、唯一「持続させたい」と願うのは、自分たちの利益だけです。しかし、非遺伝子組み換えに切り替え、有毒化学物質を使用しないことを推し進める多くの農家は、このような企業のうそ偽りや隠された意図にすでに気づいています。

サウスダコタ州の高潔な農家、パット・トラスクは、遺伝子組み換えアルファルファが動物用飼料として使われないように、はるばる州最高裁判所まで出向きました。彼は、「すべての種子を支配したいと願う企業、モンサントの存在を知ったとき、僕は、彼らにケンカを売られていると思った」そうです。トラスクのような農家は、企業が種子を支配しようとすることや、一つの企業から種子を買うように強いられてきたこと、また、自分たち自身の種子を植え直すことが禁止されてきたことだけでなく、神様が創造した命を改造する化学企業に根本的に同意できないので、遺伝子組み換え作物に抵抗しています。彼らは深い信仰心を持っていて、「神様が生命を創造し、よくできたと言ったので、それでよい」と信じています。人が生命に手を加えてはならないのです。命を改造し、その特許を取得し、それを日用品として販売することは、神への冒瀆(ぼうとく)なのです。

アイオワ州の農家、ハワード・ヴリジャーは「土の生徒」と自称しています。彼はこう言います。「僕が土の世話人になれるなんて、ありがたい機会です。神様は土というすばらしい創造をしたんだ。僕のつくったものを食べてくれるすべての家族のために、清潔で、高品質で、栄養価の高い食べものを生産するのに、土の微生物や元素と一緒に働くという終わりなき学習を続けられることは、僕にとって真の喜びです。品質を誇る自然栽培の食べものを生産するために、農作物や家畜の生産について、もっと理解を深められるように、家族経営農家たちと助けあう、という経験も、僕にとってさらに大きな恩恵の一つだと思います」。

このような彼の考え方と、マムズ・アクロス・アメリカを支援し、品質のよい食べものにお金を払いたいと思っている、何百何千という母親の献身は、文字どおり、アメリカの農業界と健康を変えてきました。私たちは、従来型の農家にも、ハワードのような農家の人たちと同じ歩みをしてもらいたいのです。

二〇一七年秋に、カリフォルニア州サンタローザで開催されたエアルーム（代々伝えられた有形無形の資産）展示会でのハワードの講演で、ラウンドアップに代わる無毒の除草剤が開発されていることを知り、私はとても安堵しました。それは、有毒の農薬漬けの農業や造園を変えるのに欠かせないものになるでしょう。

もう一人、ボブ・ストリート博士を紹介しましょう。アイオワ州出身のすばらしい農家であり、教育者でもあって、「さまざまな化学物質を延々と使わされる罠にかかってしまった」と感じている農家に、そのような化学物質に代わるものをもたらすための活動を、熱心に、国内外を問わず行っています。ボブは、食料供給転換の最前線にいます。彼の唯一の武器は、大きな心と誠実さ、そして自然に逆らう代わりに自然とともに生きるための農業革新です。

ボブは、世界中の農業の実態について、次のような考えを寄稿してくれました。

さまざまな殺虫剤の、人の健康に対する危険性を農家の人たちが地球規模で気づきはじめています。ヨーロッパのほとんどの国では食べものを買う際、生産者と顔を合わせ、畑の作物を直接見ることができる小規模のマーケットで買うようになっています。信頼できるからです。彼らは、地元で育てられ、収穫された新鮮な食べものを好みます。ヨーロッパの消費者と生産者は一体となって最高品質の食べものを求めていて、その点が、おそらくアメリカとの違いなのです。ヨーロッパでは、現代の殺虫剤が人の健康に与える影響について書かれた多くの研究論文に目をとおすことができます。人間や動物に害を及ぼす殺虫剤や肥料の使用の弊害を揉み消そうとする報道機関や政治家はほとんどいません。

私は地元の農家と一緒に、農薬の使用を減らし、農作物への悪影響をなくすために、これまで十三回南米を訪れました。私は、農家や科学者からなるUSDA（農務省）のダイズさび病タスクフォース（特別な目的をもった臨時組織）の一員です。ダイズさび病は、農作物で考えられる最悪の病気で、いずれは世界のタンパク質供給を脅かすことになるでしょう。私たちは、ブラジル、アルゼンチン、ウルグアイ、そしてパラグアイの科学者たちと連携して、この問題に取り組んでいます。

ブラジル人やアルゼンチン人は、ビーフをこよなく愛していますが、彼らはそれがスーパーマーケットではなく、放牧場から仕入れられていることを知っています。新鮮な果物や野菜は、その国の温暖な気候と一年をとおした生産によって、絶えず手に入ります。彼らは食事そのものや、誰かと一緒に食べることが、自分たちの社会の一部となっていると思っています。食べものは楽しむものであり、大切にされるものなのです。

最近、南カリフォルニアでは、いくつかの除草剤や殺虫剤による健康被害への関心が非常に高まっています。さまざまな経済の階層があって、より貧しい人たちは農薬をまき散らされた農村部に無断で定住したり、借りたりすることがよくあります。しかし、裕福な地主たちは、誰が農薬を散布しているのかを知らないことが多く、また、農薬に晒される問題についてもあまり知りません。農薬を病気や虫の多いところで暮らすには仕方のないことと片づけてしまっているのです。それゆえ、地主は何もしません。

ただ、経済の階層にかかわらず、南カリフォルニアのほとんどの人たちは、殺虫剤の使用が招いた結果が記された医学報告書を見ることができます。というのも、優れた医者や研究者がたくさんいて、彼らが研究の成果を出しているからです。そうした人たちは、人々の命を預かっているかのように振るまう企業を悪の根源とみなし、その企業に抗議することを全く厭(いと)いません。

地主に関して言えば、大規模農家の方が、もっと自然とともに生きなければならないと自覚しています。彼らには、すべての生き物が何らかの目的を持って存在しているということがわかっているのです。

世界中で、多くの生産者が自分たちの周囲に目を向け、自分たちが雑草や昆虫との激しさを増す闘いに巻き込まれていることや、遺伝子組み換え作物は、豊かな収穫をもたらすものではなく、栄養豊富な食べものを生むものでもないということに気がついています。業界に資金提供されている代弁者の虫のいい助言にただ盲目的に従うより、植物の栄養について学び、植物の栄養必要量を満たす取り組みに前向きな四十歳以下の生産者も多くいるのです。

五年前、土の健康や再生農業について話す農家はほとんどいませんでした。ところが、今日こうした問題は世界中の野外活動やテクノロジー（科学技術）展示会で大きな話題となっています。健康でよい土は守られるべきギフト（贈り物）だということを知る多くの生産者や農業の専門家が、農業を変えようという人たちを教育しています。そして、同じ思いの人たちが、自分が生産現場で経験した問題やその問題と殺虫剤との関係について彼らに尋ね、よいほうに変化しようとしています。彼らは自分たちの子どもや孫たちが同じように悪影響を受けていることを認識しているのです。

農家仲間の七五〜八〇％が、私に農薬のことやほかの情報を提供してくれないかと頼んできます。彼らは、大勢の家族や友人、そして隣人の葬儀に参列してきました。私の場合、親族の中に十一人、がんに苦しめられてきた人がいます。その三分の二ががんを克服できていません。

動物を飼育する農家もまた、遺伝子組み換え作物やグリホサートの悪影響を受けています。デンマーク出身の養豚家、イブ・ペデルセンは、ドイツ人科学者のモニカ・クルージャーとともに、グリホサートが散布された穀物を食べた雌豚たちに、出生異常や流産が多く見られたという研究論文を著しました。イブ・ペデルセンは次のように述べています。

遺伝子組み換え作物やラウンドアップをやめる農家は皆、自分たちの家畜や農作物の健康が改善されるでしょう。

化学物質のラウンドアップが原因の先天性異常についての科学研究があります。アルゼンチンのある街で、その化学物質に晒された八十人に一人が出生異常を経験しているのです。デンマークでも、同じタイプの奇形を伴って十四人が生まれていることを私は知っています。

今自分の飼っている豚に起こっていることを見ると、私たちはいったい——豚に対してだけでなく、人間に対しても——何をしているのだろう、という思いに苛(さいな)まれます。そして、そのことに恐怖さえ感じます。

農家の役目は、消費者に栄養豊富で健康的な食べものを提供することです。遺伝子組み換え作物もラウンドアップも、決して提供してはいけません。私たちはかつてそれが健全なものだと思っていたDDTについて思い返すことができます。それを思い返すことで、グリホサートに対する警告を絶対に無視してはいけない、と常に心しなければなりません。

パデュー大学で植物病理学の名誉教授を務める、科学者であり農家でもあるドン・ヒューバー博士もまた、私たちにこう警鐘を鳴らします。

「未来の歴史学者は、私たちの時代を振り返って、こんなふうに書くだろうね。それは、どれほど大量の殺虫剤を私たちが使ったか、または使わなかったか、ということについてではなく、私たちが遺伝子組み換えと呼ぶ、ある民間企業の最終収益がプラスになるためだけに進められた欠陥のある科学や、守られなかった約束をもとにした大規模な実験によって、どれほどの子どもたちを犠牲にし、どれほどの危険を未来の世代に残したか、ということについてだろう」。

真実を話す科学者たち

科学は進歩に重要な役割を担っています。しかし、新しい科学が、科学的公正性に注意が払われずに、ただ進歩しているものと無意識に受け止められてしまうとき、問題は生じます。

ニュースで科学の話題が取りあげられると、科学こそ真実だと思って、人々はその「科学を求め」ます。私は、この言葉に曖昧さやごまかしを感じます。「科学を求める」とは、どの科学でしょうか。科学の成果から利益を得る化学企業から買収されている科学でしょうか。それとも、企業の主張の誤りを暴く科学者たちが携わる科学でしょうか。どちらの科学者を私たちは信用すべきなのでしょうか。

私は自分で徹底的に調べ、また、何十年も研究してきた専門家たちと話をするようになってから、それが自分や自分の大学に投資している企業にどんなに不利なことであろうと、真実に向きあう科学者を信じるようになりました。彼らは、真実を公にし皆と共有しようとしています。感情的だと言って私たち母親の食べもの運動を軽視するようなことはしないし、演壇にあがる私たちのことを一蹴することもありません。彼らは、女性や母親を尊敬しています。私たち母親が変化を起こすことができる——起こしている——と信じています。事実、彼らの多くが私たちの運動に刺激され、試験のための資金を集め、重要な科学研究の数々をリードしているのです。

ＥＰＡは現在、アメリカの食料システムの腐敗に大きく加担しています。そんなＥＰＡで数十年にわたり働いていた、*Poison Spring*（毒源）の著者であるエヴァゲロス・ヴァリアネート博士は、本書に次のように寄稿してくれました。

私はEPAの内部関係者でしたが、規制をつくる際の偽りの科学に疑問を抱くまで、そう長くはかかりませんでした。若干の例外はあるものの、EPAの上層部にとって何事もないことが居心地がよいのだということが私にはわかりました。

こうした上級管理職の人たちは汚染された空気や水、そして食べものに何ら不快感を持っていなかったのです。おそらく、彼らは自分たちのことを既存の企業経済の番人とでも思っていたのでしょう。EPAの科学者たちは危害の証拠をつかみ、図書館にもその証拠は並んでいましたが、管理職の人たちはその証拠に目をやったり、行動を起こしたりすることを嫌がっていました。

EPAは、業界、すなわち農薬のメーカーや業者と結託し、自分たちの使命を無視し続けてきました。彼らがつくる農薬は、全生命を殺傷するためにつくられた化学物質、バイオサイド(殺生物剤)です。それは、数え切れないほど多くの動物や植物を蝕み、殺傷します。また、こうした毒は食べものや飲料水、そして空気を汚染します。実際に、母乳まで毒してしまうほど環境に蔓延しています。

私は何度も科学者たちや管理職たちの会議に出席しました。科学者の多くが、何百という重要書類を私に手渡してくれました。その中には、殺虫剤の温床となっているEPAの全容を詳述する、何千にも及ぶ覚書や討議記録、要約文、レター、研究論文、そして報告書が含まれており、私はそのすべてに目をとおしました。

個々の文書には、この国の食べものや飲料水、そしてその他のあらゆる自然界が着実に汚染されていることを隠ぺいしている疑似科学の、その複雑に入り組んだ世界を知る手がかりや事実が記されていました。猛毒の昆虫毒（殺虫剤）、その他の虫よけスプレー、そして除草剤が汚染の重大な原因となっています。そうした手がかりをたどっていくうちに、私は殺虫剤に関するＥＰＡのお役所仕事の「科学的には一見正しく見える見せかけ」の裏にある、事の重大さ、深刻さを理解しはじめました。

私は、新しい発見をもとに、一九六二年に農薬が環境へ与える影響についてまとめたレイチェル・カーソンのつけた道筋に続き、アメリカの毒の源となっている隠れた政策を明らかにする決心をしました。カーソンの著書が出てから何十年が経った今でも、いかにこっそりと、毒の源が絶えることなくあり続け、それが誰の利益になるのかを観察しました。

ＥＰＡは、人体や自然に対する化学物質のリスクに目を向け、その調査の結果を「リスクアセスメント（危険度評価）」にまとめています。一方で、殺虫剤に関する法律は、ＥＰＡが同じ化学物質の効果についても評価しなければならないことを定めています。つまり、どうやってリスクと効果のバランスを取るかはＥＰＡの担当者の判断に委ねられているのです。

最も恵まれた環境下で、ＥＰＡの担当者は化学物質のリスクと効果に関する十分な情報を得た上で、「今回の場合、リスクが効果をはるかに上回るのでこの殺虫剤の販売を中止すべき」、または「非常に優れた効果を有しているので、人体や自然への脅威を最小化することで、市場でこの殺虫剤の販売を継続すべき」と言うことができるのです。このような理に適った手順に反対する人はいないでしょう。しかし、彼らの実務では、この手順が採用されることはありません。

「リスクアセスメント」が科学的または政治的な腐敗に満ちているだけでなく、効果の分析はいつも「効果」のほうがよく見えるような偽装科学と信憑性のないデータでいっぱいなのです。

元EPAの毒物学者、マリオン・コプリーも、ヴァリアネート博士と同様に、危険を冒して声をあげました。彼女は、三十年もの間マウスを使って化学物質の効果を調査し、同僚たちにグリホサートの危険性について繰り返し警鐘を鳴らしました。二〇一三年三月に彼女が乳がんでこの世を去る間際、コプリーは、EPAの殺虫剤部門の副部長であり、グリホサートを評価する「がん評価レビュー委員会」の委員長でもあるヘス・ローランドに注目すべき手紙を書き残しました。コプリーもまた、その委員会の委員の一人でした。

彼女の死後、国民に公開されたその手紙に、彼女ははっきりと、グリホサートが人間の腫瘍の形成に果たした役割について書いていました。彼女が行った実験はかなりの数に及んでいましたが、「グリホサートは、どの実験でも腫瘍を引き起こします」と、また「グリホサートががんを引き起こすことははっきりしています」と書いたのです。また、こうも書いています。「ヘス、あなたの人生の中で、一度でいいから私の言うことを聞いて。そして、特許登録者に有利に働くように、科学を用いて政治的に見て見ぬふりをするゲームに興じるのはやめて」と。しかし彼はゲームに興じ続けました。グリホサートの評価について、「もし僕がグリホサートの評価を牛耳ることができれば、表彰ものだよね」とさえ書いたメールが見つかっています。

コプリーの手紙の日付は二〇一三年三月になっていて、ちょうどその一年後に、マムズ・アクロス

・アメリカは母乳からグリホサートを検出し、ＥＰＡと面談することになるのですが、その面談で、ＥＰＡがグリホサートの危害からアメリカの人たちを守っていないことを戒めると、彼らはポカンとした顔で私たちを見つめていました。

お母さんたちと科学――かかってきなさい！

遺伝子組み換えや農薬の業界は、母親たちのコミュニティが脅威的なものになっていると認めています。親になることが、子孫の健康のための科学を追究する特別な動機となることがあります。遺伝子組み換え作物に関する中国のドキュメンタリー番組で行われた対談で主催者のツゥイ氏からインタビューを受けた際、私はこう言われました。

「モンサントは母親たちを科学者に変えますね」。

母親であるからといって、科学を理解できないとか、科学の最高峰には太刀打ちできないというわけではありません。私たちは、後ろ盾として科学を用いているのです。ですから、「どんな科学もかかってきなさい！」

それは二〇一四年十一月六日のことでした。科学者であり、Bt毒素遺伝子組み換えの発案者の一人であるブライアン・Ａ・フェデリチ博士との公開討論会の中で、フェデリチは、「何百という試験で、遺伝子組み換え作物は安全で、世界中に食料を供給するために必要なものであるということが証明されている」と繰り返し発言しました。彼の主張の土台となっているものの大半が、どう考えても真実ではないということを彼は理解していない、あるいは、認めようとしませんでした。

動物実験で、遺伝子組み換え作物は害を及ぼすことがわかっているのです。世界中に食料を供給するためだからといって、有毒化学物質を使用して育てられた遺伝子組み換え作物は必要ありません。私たちに必要なのは、有機農法の、再生式の農業です。遺伝子組み換え食品には、高水準の合成化学物質が見られ、中には、プトレシンやカダベリンと呼ばれる高水準の毒素をつくるものもあり、それが動物に臓器障がいを引き起こすことが証明されています。遺伝子組み換え食品は、非遺伝子組み換え食品とはかなり異なるものなのです。

フェデリチは、Bt毒素トウモロコシの生産過程、穀物イモムシの死骸からBt細菌を採取する方法、そして、遺伝子組み換え食品と自然食品のどちらからも、私たちはBt細菌をたっぷりと食べていることを話しました。しかし、肝心なことに彼は触れていません。自然食品に用いられるBt毒素は、毒素を絶え間なく再生するように遺伝子を組み換えたものではない、ということです。自然食品に用いられるBt毒素は、ほんの数時間で干あがり、効能を失うものなのです。グリホサートと多くの重病との間には九九％以上の相関関係があるにもかかわらず、彼は、害が及ぶ危険を冒してでも遺伝子組み換えを推進すべきだと強く主張しました。

フェデリチは、世界食品賞（The World Food Prize、二〇〇八年にはモンサントが五百万ドルを寄付）受賞者の男性と私を比較するスライドを用いて、私の知性に疑問を投げかけようとしました。私はよく「感情的、アンチ科学、恐怖を利用している」と非難され、人を見下したような否定的な批判を受けることがあります。私たちの運動に参加している多くの女性が同じ経験をしているので、私たちと反対の主張をする人たちの戦法では、性差別が主要な役割を果たしているのは明らかです。実際に、モンサントは、ラウンドアップは危険を及ぼすものだと声をあげている私のような人たちの信用を落とすために、ネット荒らしをする人たちに金銭を支払っていたことが、訴訟で公表されました。ネット荒らしをする人たちの攻撃は、品がなく、女性蔑視で、完全に誤ったものでした。

私は一母親であり科学者ではありません。だからこそ、「遺伝子組み換え作物の裏にある科学技術や動機が、私たちの健康を最優先にしているものではない」ということを、誰もが理解できると、はっきりと言えるのです。

私は、フェデリチとの討論で遺伝子組み換え技術が確立されてたった二十年であることを説明しました。遺伝子組み換え技術は、異種タンパク質を全く無関係の種のDNAに挿入すると、そのDNAの一鎖だけに影響を与えるか、または変化をもたらすだろうという概念に基づいています。これは単なる仮説であり、事実に基づくものではありません。二〇一三年、ワシントン大学のジョン・スタマトヤノパウロス教授が、「DNAは二重螺旋を持っているので、DNAの一つの染色体に何か一つでも変更を加えると、二重螺旋の中のほかのタンパク質に影響を与え得る、また、与えるだろう」ということを発見しました。またDNAの変更は、タンパク質や細胞、そしてその周りのDNAにも伝わります。それは生態系によく似ています。ある部分だけ変えられるというものではないのです。

一滴の水はその周りの空気や土、植物の生命、そして鳥たちに影響を与えます。生命は単独で成り立っているのではありません。共同体なのです。一つの生命体へのどんな変更も、すべての生命体に影響を与えるのです。「自分たちはある種のDNAをほかの全く無関係の種に導入することができ、それは生命体に大惨事をもたらすものではない」と考えるのは欠陥のある科学であり、どう考えても自然の働きに沿っていません。

遺伝子組み換えの科学者という職業は、自然を支配しようという営為で成り立っています。そこには権力に引かれる気持ちも含まれると、私は思います。たまに、ある分野で力を誇示しようとする人は、健康や倫理観などの域を超えて、進んでリスクを冒そうとすることがあるものです。

中には遺伝子組み換えの科学者のことを、農家のために害虫や雑草の問題を解決する方法を見つけるいい人だと信じる人もいます。しかし真の問題は、虫や草が存在することではないのです。化学企業がその問題を解決することが自分たちの仕事だと考えていることが、真の問題なのです。それは間違っています。安全で役に立つ農薬をつくることが化学企業の仕事なのです。遺伝子組み換えの科学者や化学企業は食料システムに手を加えることなく、農家の人たちに任せておくべきでした。遺伝子組み換え種子や農薬を売るために、農家の人たちを多額のお金を使わせる罠にかけるのは、形を変えた農奴制です。問題は虫や草ではなく、化学企業が農業の主導権を握ろうとしていることなのです。

遺伝子組み換えを行う化学企業は、自分たちを殺虫剤や除草剤のメーカーとして売り出しているわけではありません。彼らは「世界中に食料を供給する」というとてつもなく大きく、高尚な課題を担っていると主張するのです。しかし、世界中に食料を供給するという課題もまた、彼らが解決する問題ではありません。食料不足は問題ではありません。アメリカでは食料の四〇%を無駄遣いして、四〇%を超える人が肥満になっています。世界には、飢えに苦しむ人より肥満の人のほうが多くいます。食料不足に喘ぐ人々は、健康的で非遺伝子組み換えのオーガニックの食べものの代わりに、安くて有毒な遺伝子組み換えのジャンクフードを食べています。教育と仕事の欠如、そして食品の流通が問題です。化学企業は、自分たちが人々を危険に晒していることを知っています。それなのに、彼らがそれを続けている事実が問題なのです。それこそが、彼らが実際に解決できる問題です。

性別によって、こうした問題の見方がはっきりと異なります。ヴァンダナ・シヴァ女史はこう述べています。

「女性は、利益のために食べものを育てるのではありません。養育のために育てるのです。女性が食べものを育てる方法は、男性が利益のために育てるのとはかなり異なるのです」。

歴史的に見て、女性は自然から収穫し、自然とともに生きてきました。季節の変化のしるしを観察し、食べものを貯蔵し、堆肥のために残り物を溜め、害虫を寄せつけない農作物を併用してオーガニックの作物を育て、種子を残しておいて翌年に再利用する責任を負ってきました。女性は自分の部族の人たちの健康を預かってきました。女性にとって、食べものを育て準備することと家族の健康を維持することは、密接に結びついているのです。

農家で教育者でもあるマイケル・マクニール博士は、最近私にこんな話をしてくれました。彼が遺伝子組み換え作物やラウンドアップの危険について農家の人たちに伝える講習会を開いても、最初は、納得してもらえなかったとのことです。農家の人たちは、彼が提案することよりも簡単な、現行のやり方を続けたがるのです。その後、彼は別の講習会を準備しました。農家の奥さんも一緒に連れてきてもらい、ランチに招待するというものです。そこで、遺伝子組み換え作物やラウンドアップの危険性について話をすると、奥さんたちが夫を肘で突き、「あなたもこれを実践したほうがいいわよ」とささやきました。その年、ラウンドアップを使用する農業から、豊かな生物多様性の農業に切り替えた農家の転換率は、彼の知る限りで九〇%に達しました。長い目で健康について考えている女性たちが、転換を強く勧めたのでした。

フェデリチとの公開討論会の中で、私は食べものの八五%を購入しているのはお母さんたちだと発言し、聴衆を勇気づけました。私たちが力を持っているのです。私たちがそれを購入しなければ、彼らはそれを販売することができないのです。ダライ・ラマは言います、「欧米の女性たちが世界を変えるでしょう」と。欧米の女性たちはスタートを切ったばかりです。私たちが――いえ、世界中の、すべての女性が一緒になって――世界を変える必要があります。大手化学企業から出資を受けている科学者たちからもたらされるうそに耳を傾けるのはやめて、今こそ、遺伝子組み換え作物を遠ざけて病気を改善した子どもを持つ、何百万の母親たちの声に耳を傾けるときです。

次に私は、Bt毒素の安全性について話題にしました。ドイツ出身のゴットフリート・グロークナーは、自分の飼っている牛たちが遺伝子組み換えBtトウモロコシを食べた際に、クロストリジウムに感染し、多くが死んでしまったことを報告したのですが、スイスに本拠地を置く企業、シンジェンタの顧問弁護士から出資を受けた原告によってでっちあげられた罪を着せられ、一年半の間、刑務所に入れられました。彼が遺伝子組み換えトウモロコシの中に含まれていたと言うBt毒素は、オーガニックの土壌や死んだ穀物害虫の幼虫から見つかるBt毒素とは異なります。遺伝子組み換えBt毒素は、さらに多くの毒素を絶え間なく再生するように遺伝子を組み換えられたものなので、植物の全細胞が事実上Bt毒素工場となり、虫がそのトウモロコシを食べると、腹に穴が開き、死に至るものです。

フェデリチが、子どもの健康が改善したという母親たちの話は単なるエピソードだと言いました。それに対して、私はこう言いました。

「そうですね。千人を超える母親たちから寄せられた話はエピソードです。しかし、それが私たちの現実でもあります。母親たちは、家族の幸せ以外のものに特別な関心はありません。オーガニック食品の企業に買収されているわけではありません。バイオテクノロジー（生命工学）を罵倒するよりも、もっとよいことをしたいだけです。母親は、子どもの宿題やサッカーの練習、病院での診察に付きあい、また、家計に気を配らなくてはいけません。シキミ酸経路についてや、グリホサートがどのようにして虫や人間を体内から破壊するのかといった科学的なことを詳しく調べるよりも、幼い子どもたちと一緒に遊びたいし、その時間でトイレ掃除だってしたいのです」。

フェデリチは、人体実験が許されていないのだから、遺伝子組み換え作物や殺虫剤が安全かどうかはそもそも誰にも断言できない、ということを認めました。「人体実験は倫理的にできない」と。それに対して、「殺虫剤の人体実験が倫理的にできないのであれば、食料供給をとおして人体に殺虫剤が入り込むことを許してしまうことも倫理的ではない」と私は指摘しました。その部屋に、割れんばかりの拍手が起こりました。

第五章　健康的なコミュニティは健康的な家族からはじまる

私たちが体の内に持っている自然治癒力こそ治癒するための最高のエネルギーなのである。

――ヒポクラテス

家族やほかの人に自信を持って話ができると思えるほどコミュニティから学び、また、十分な経験を経て、家族にとっては何が有効で何が有効でないかを学びました。それをもとに、皆さんが取り組むべき事柄を次の五つのステップにまとめてみました。あなたにとって、足りないものもあれば、すでに試したものもあるかもしれませんが、ともかくご家族と一緒に試してみてください。大切なのは、絶対によくなるんだと心に決めること。それから、有効なものが見つかるまで新しいことに挑戦し続けるUNSTOPPABLEな（あきらめない）人になることです。

健康的な家族になるための五つのステップ

一、有害な化学物質や抗生物質、遺伝子組み換え作物にはどんなものでも食べたり触れたりしない

従来型の食べものをすべて避け、できるだけオーガニックのものを食べること。なぜなら、アメリカの従来型の食べものの大部分が汚染されているからです。

また、家庭用洗剤だけでなく、一般的な入浴用やボディケア用の製品も使わないでください。無毒の製品（原材料をよく読む）か、酢や重曹、エッセンシャルオイルのような洗剤だけを使用しましょう。

抗生物質を避けてください。多くの抗生物質が、腱をバラバラに裂くなど激しい反応を引き起こすことが報告されています。抗生物質を服用することで抗生物質耐性を持つ人もいます。また、抗生物質を一度服用すると、二年もの間、腸内フローラが破壊されることがあります。

二、デトックスする

漢方、ホメオパシー（同毒療法）、サイリウムハスクの飲料、活性炭、パクチーやタンポポといった薬草やゴボウ、オオアザミ、あるいは、細胞デトックス、キレート療法、泥など、これはほんの一例で、デトックス・プランは山ほどあります。最も効果的なデトックスは、汗をかくことです。

体がデトックスしているときは、腸内の細菌がアンバランスな状態になります。そのことが炎症や発疹、行動や学習の障がいの原因になっているかもしれないことを忘れないでください。次々と悪玉菌が死んでいくことで、お子さんやご家族がよくなっていく前に、悪くなっているように見えてしま

うことがあるでしょう。一週間ほど経過すると、発疹はさらに悪化し、行動障がいは再発し、お子さんはかなり過酷な要求をしてくることがありますので、あらかじめ想定しておいてください。こうした症状は、悪玉菌が、すべての善玉菌と釣りあうと治まる傾向にあります。

三、炎症を減らす

グリホサートのような殺虫剤や、レクチンを含む食べもの（豆類、ナス科、小麦、そして人によっては発酵食品も）によって炎症が起きる人もいるため、それらを避けることは、遺伝子組み換え作物を食べないことと同じくらい大切なことです。

四、腸内細菌のバランスを安定させる

歴史上のどの時代とも異なり、私たちの環境や食べものには毒素が含まれています。そのため、アメリカの母親、保護者、そして世界中の人が、腸内フローラに目を向けなければなりません。なぜなら、腸内フローラは免疫システムの七〇％にかかわっているからです。ラットを用いた研究で、プロバイオティクス※が腸内の善玉菌を増やし、自閉症の症状を低くすることがわかっています。プロバイオティクスを用いて善玉菌と悪玉菌のバランスを安定させることが、腸の健康を取り戻す大切な一歩になります。

小児科、精神科、小児精神科の三つの資格を持つザック・ブッシュ医師は、「私たちは近い将来、細菌には善も悪もないことに気づくと思います――善玉菌にも悪玉菌にもそれ

プロバイオティクス：人体によい影響を与える微生物（善玉菌）、または、それらを含む製品、食品のこと。

ぞれの役割があるのです」と言います。たとえばマウスの実験で、バクテロイデス・フラジリスという菌は、マウスの自閉症のような行動を減少させることがわかっていますが、この菌は一種の病原菌でもあり感染症を引き起こすことがあるのです。要は、細菌のバランスを保つことが大切なのです。

腸内細菌のバランスを安定させるのに、食べものは大変有効です。オーガニックのヨーグルトや、ケフィア※、ザワークラウト、そして発酵野菜といった発酵食品は、一食分で一兆の善玉菌を腸内に蓄えることができます。

ケフィア：コーカサス地方の伝統食品。ヨーグルトに味も形も似ているが乳酸菌に加えて酵母が入っているのが特徴。ヨーグルトきのことも呼ばれている。わずかに発泡性でアルコールを含む。

五、ミネラルを補給する

善玉菌や土壌微生物を殺す農薬漬けの農業や産業性汚染物質のせいで、私たちの食べもの――オーガニックフードでさえも――を育てる土が、とんでもない栄養不足に陥っています。肥料会社のオーナーからもらった人参とトマトの栄養素含有量テストの結果をドン・ヒューバー博士に見てもらったところ、彼は「もし、その野菜が私の農場で獲れたものなら、私はそれを食べものと呼ぶのが恥ずかしいよ。ミネラル含有量はほとんどゼロに等しい、特に亜鉛がね」と言いました。農薬漬けの農業で食べものから多くのミネラル分が奪われ続けているのです。未加工でオーガニックで地元産の、旬の野菜中心の食事を摂ることは、ミネラル分を取り戻すための大切な一歩になります。

子どもが健康的な食べものを自分で選択するように手助けする方法

遺伝子組み換え作物についてあなたは知りました。では、あなたの子どもが健康的な食べものを自分で選べるようにするにはどうすればよいでしょう。

あなたが知っていることを子どもに押しつけても、子どもが必ず現状よりもよいことをする（向上する）とは限りません。自分が自分自身の健康の責任者になるとどんな気持ちになるのか、子どもに自分で気づかせることが大切です。子どもたちが自分のために知識を得ることが必要なのです。

牛乳、ナッツ、食用色素、小麦やグルテン、そしてさらに多くのアレルギーに何年も悩まされ、長男のベンと私は疲れ果てていました。もうすぐ九歳になるというころ、口の周りに発疹が出た息子はしょんぼりして、「僕のアレルギーが全部治っちゃえばいいのにな」と言いました。

私たちは、七ヵ月にわたり息子に発症している、新たな、不可解なアレルギーが、いかにひどいものかについて思いを馳せました。口の周りにできる痛くて赤い発疹で唇は腫れあがり、かさつき、一度起こると数週間続きました。発疹はそのうち治るのですが、二〜三週間もすると再発し、私たちにはなぜかわかりませんでした。息子も私も疲れていました。息子のことを思うと胸が痛みました。

私は悲しそうに言いました、「そうね。ママも君と同じ気持ちよ、バディ（相棒）」。私は、自分がこのところずっと自暴自棄になっていて、自分の力に疑心暗鬼になっていることに気がつきました。ずっと気力を失っていたのです。また、私は息子のことを、小さくて、自分では自分の健康について何もできないと思っていました。

が、突然、そうは思わなくなりました。私は、息子のアレルギーがよくなったらどうなるだろう、と前向きに考えはじめたのです。サンフランシスコに住むいとこのサラのことを思い出しました。彼女は、一年間グルテンなしの生活をして、その後は時々グルテンを食べられるようになり、深刻な影響は出ていない、という話を最近私たちにしてくれたのでした。

私は息子にサラのことを思い出させて、こう言いました。

「ベン、今から一年後、パーティーで時々ピザを食べられるようになったらどうかしら。いつもじゃないわ、でも、たまには食べられる」。

息子はすぐに自分がもっと頑張れることに気がつきました。目を輝かせ、まっすぐ座り直して、力強く「うん！」と言いました。

私は、自分が息子のアレルギーをチャンスと捉えることができたことに気がつき、こう続けました。

「ベン、ママのパートナーになって。あなたの健康のためのパートナーシップよ。あなたが自分の健康のために必要だと思うことは何でもできるわよ。グリーン・スムージーを飲むことも、ほかのお医者さんのところへ行ってみることも、オーガニックのものを食べることも」。

私は興奮し、生きている実感が湧きました。

息子はうなずき、再び「うん！」と言いました。息子は、自分自身の健康のことを自分で引き受けることを選びました。

「オッケー。取り引き、成立ね」。

そう言って、私たちは握手しました。私たちは協力関係を築いたのです。

二〜三ヵ月が経ったころ、息子のアレルギーはきれいになくなり、はっきりわかるような反応はほとんど見られなくなったので、私は息子を褒めました。息子とハイタッチをして、息子の目を見て言いました。

「やったわ！　あなたがあなた自身を癒やしているの。今あなたの体はアレルゲンに対処できているのよ。あなたの体はよくなってる。やったー！」

私は幸せのダンスを踊りました。

約束してから一年が経っても息子は誕生日パーティーで従来のピザを食べようとはしませんでした。彼はオーガニックフードのみを選択し、そのすばらしい選択は私の心に平和をもたらしています。

子どもに健康的な食べものを食べさせるための五つのステップ

一、変化を起こす準備をする

あなたも家族も、現状があまりよくないことを受け入れること。もし、今こそ変化を起こすときだということにお子さんが気づいていないようなら、単純に、今自分の体調をどんなふうに感じているのかを尋ねてみてください。そして、お子さんが、今こそ変化を起こすときだと気がつくようになるまで、いろいろな問いかけをしてみて、それにお子さんが答えられるよう手伝ってあげてください。

二、お子さんが可能性を想像できるように手伝う

お子さんに聞いてみてください。「ほかに何ができるかな。あなたがパンやピザ（またはお子さんの

好きな食べもの）を今から一年後に食べられるなら、いいでしょう」と。そして、お子さん自身にどうしたいかを説明させてください。

三、協力関係を求める

健康のために、お子さんにパートナーになってくれないかと尋ねてみてください。新しいことを学び、あなたと一緒に頑張り、グリーン・スムージーを飲み、オーガニックフードを食べる、そのようなパートナーにお子さんはなれるはずです。

そして、あなたも、ほかのお母さんや自分の親、配偶者、あるいはヘルスコーチといったパートナーから恩恵を受けるでしょう。あなたのパートナーには、週に一度、あるいは毎日、あなたに電話をして応援してもらい、食事を変えることについて、自分だけでなく、パートナーにも責任の一端を担ってもらうことが理想的です。

四、健康状態が必ず改善することを約束する

あなたがお子さんと約束をするとき、その約束がどんなことにつながるのか定かではないかもしれません。でも、あなたも、お子さんも、約束すれば行動に移します。約束は、行動を変化させ、その変化が結果を変えます。

五、すべての勝利を祝う

どんなことでも成果が出たら、ご褒美を与え、必ず一緒に過ごして祝福しましょう。改善したところを喜び、失敗でさえも、そこから学び得るものがあることをお子さんにわかってもらいましょう。お子さんの健康はひどい状態に見えるかもしれませんが、たとえば、お子さんが人生で初めて、一週間毎日欠かさず大皿に盛ったグリーンサラダを食べたら、そのご褒美として、魚釣りに出かけたり、映画を観たりしてお祝いしてください。

最後に、日々選択の連続であることを忘れないこと。お子さんが泣き言を言ったり、不満を口にしたりしても、叱りつけてはいけません。代わりに簡単なことではないことをお子さんにわかってもらい、「協力関係を築き、健康のためになることをする」と約束したことを思い出させてください。会話に怒りをにじませず、ただ理解して、サポートしましょう。常に、お子さんのために行動してください。そうすれば、お子さんは自分自身が自分の健康の責任者であることを理解するでしょう。

マムズ・アクロス・アメリカ（MAA）を立ちあげる

遺伝子組み換え作物について学んだ際、私の一番の関心事は、私の家族のこと、そして、子どもたちが自分自身で非遺伝子組み換えやオーガニックの食べものを選択してくれるかどうかということでした。

初めは、それ以外のことに目を向ける余裕はありませんでした。けれども、九歳になったベンがクラスメイトのことについて考え、「このテーマで皆の前で発表できるかな」と尋ねてきたときが、私にとっての転機でした。息子のことや、息子の選択について、私が心配をする必要はありませんでした。息子の目は、すでにほかの人たちを助けることに向いていました。息子は「一日中先生を怒鳴らせている子たちは、遺伝子組み換えのジャンクフードを食べている子たちだ」とわかっていました。もし彼らが遺伝子組み換え食品を食べなければ、多分先生はあそこまで怒鳴ることはなくなるだろう、というのが息子の考えでした。新学期がはじまって三日目、息子は四〜五年生の新しいクラスの仲間の前に立ち、堂々と、「健康で幸せな生徒たち」と題した発表を行いました。のちにこれで息子は市民賞を受賞しました。クラスの子の親たちは、自分の子どもがベンの発表に深く感銘を受け、チートスのようなスナック菓子や、そのほかの遺伝子組み換え食品を食べるのをやめたことを私に話してくれました。クラスの皆の前で声をあげるベンの勇気に鼓舞され、私もこのテーマについて人前で話をする講演者になることを公に宣言することにしました。私はいくつもの講演を引き受け、さらには訪問することを夢見てきた国々で話をする招待を受けることになりました。

ベンの発表から二〜三ヵ月経ったころ、多くの人の支援を受けて、私はUNSTOPPABLEな母親たちの全米連合、マムズ・アクロス・アメリカ（MAA）を立ちあげました。当時はカリフォルニア州農民共済組合と呼ばれていた（現在のカリフォルニア組合）、ボブ・マクファーランドが率いるNPOが、MAAの資金面のスポンサーになってくれました。MAAのモットーは「力を得た母親たち、健康的な子どもたち」。使命は、「何百万の人々が遺伝子組み換え作物やそれに関連する毒素について自ら知識を得られるようにすること、非遺伝子組み換えやオーガニックの解決策を提供すること、そして、健康的なコミュニティをつくる地域のリーダーを応援すること」です。ソーシャルメディアやウェブサイトをとおして、日々何千もの人たちとつながるようになり、私たちは自分たち以外の母親からも、遺伝子組み換え作物を避けオーガニックのものを食べることで子どもの状態がよくなってきた、という声を聞くようになりました。家族を守ろうと立ちあがった母親たちのうねりが私たちのところへ一気に押し寄せ、自分たちが多くの母親から支持されているように感じられ、とても興奮しました。

健康的な食べものを買うこと

商品ラベルに気を配らないで買い物ができ、その原材料が何なのかを簡単に判別できた私たちのおばあさんたちの時代とは全く異なる風景を、私たちは食料品店で目の当たりにしています。今日、五十もの、発音しにくい不思議な原材料が入った、箱入りの出来合いの食事が売られています。こうした食事は、プラスチック容器を電子レンジで二〜三分（私たちがその場にいる間、プラスチックから環境ホルモンが溶出しています）、または、オーブンで三十分（その間に、出来立てほやほやの食事をつくることができますが……）温めるだけで、家族全員に振るまうことができます。そういった明らかに便利なものを拒むのは大変なことです。つい便利なものを選択しそうになったとき、私はそれを「楽チン病」と呼んで自制しています。私たちは、早くて、安くて、おいしくて、簡単なものに、すぐに慣れてしまいます。また、それがあまりに便利なので、安くて、調理済みの、遺伝子組み換えの、包装されたスナック菓子や冷凍食品に、つい手を伸ばしてしまいます。しかし、家族の健康への影響を考えれば、そうした食品には全く価値はありません。

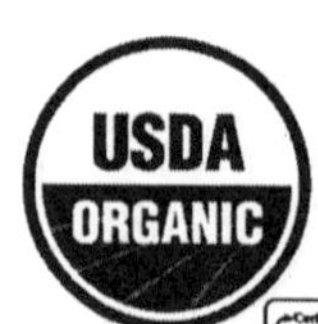

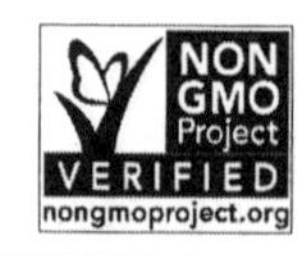

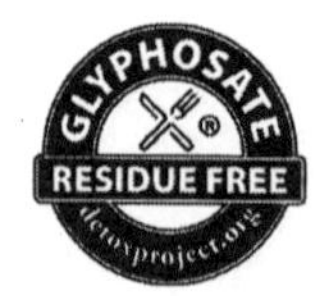

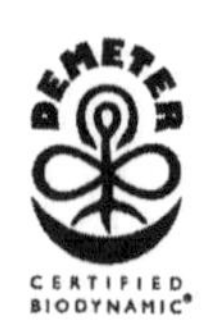

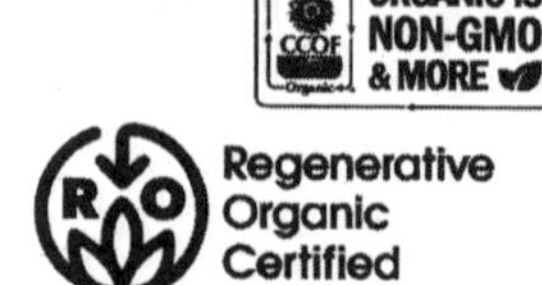

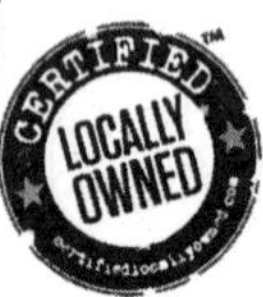

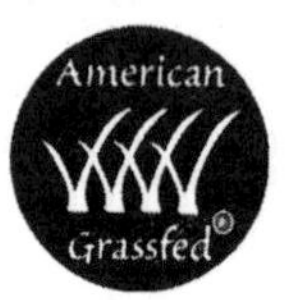

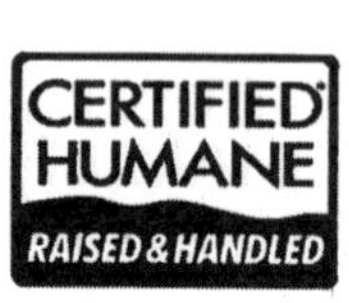

実際に探すことのできる10の表記例

自分の食べものや水から遺伝子組み換えや毒素を排除しようと思い立ったとき、あなたはまず、包装材のすべての表記を読み、理解しなければなりません。

今日、商品ラベルにはたくさんの表記がありますので、ここで取り上げてみましょう。

食物アレルギー

最近、ほとんどの人が商品ラベルを読むようになった大きな理由に、食物アレルギーの増加があります。一般的なアレルゲンには、小麦、牛乳、大豆、トウモロコシ、ピーナッツ、ナッツ類、食用色素、卵があります。こうした原材料は、棚に並ぶほとんどの調理済み食品に含まれ、食料品の買い物は地雷原を歩くようなものになっています。子どもの食物アレルギーは、遺伝子組み換えやグリホサートが食料の供給システムに入ってきて以降、四〇〇％も増えています。毎年、百五十人を超える子どもが食物アレルギーで命を落とし、何百万という子どもが致命的な、あるいは重度の反応を経験しているのです。それは、食べものになされた何かの結果であり、子どもたちの体や食べものそのもののせいではないと、私は信じています。現に、大人も同じように影響を受けているのです。

原材料表記に伴う問題は、多くの原材料がはっきりと明記されていないことです。大豆レシチンのような材料は、明らかに大豆からつくられているとわかります。しかし、グルタミン酸ナトリウム（うまみ調味料）、ゼラチン、キャロブ（イナゴマメ）、自己消化酵母、オイスターソース、魚醤（ナンプラー、しょっつる）、組織化野菜タンパク質、野菜の煮汁、植物デンプン、自然調味料が、大豆を含んでいるとは誰も思わないでしょう。そして、米国産の大豆作物の九〇％以上が遺伝子組み換えなのです。

トウモロコシ（主に遺伝子組み換え）も、多くの食品に隠れています。クエン酸、粉砂糖、デキストリン（糊精）、デキストロース（ブドウ糖）、フルクトース（果糖）、乳酸、グルタミン酸ナトリウム、ソルビトール（甘味料）、またはコーンスターチ（デンプン）――これはほんの一例です――のすべてがトウモロコシを含んでいる可能性があります。

今日健康でいるためには、あなたも、家族も、検査を受けてすべてのアレルギーの有無を明らかにすることが大切です。検査を受けたほとんどの人が、普段からよく食べているもの、まさかそれが影響しているとは考えたこともなかった食べものに対してアレルギーを持っていることがわかっています。疲労やいらだち、あるいは忘れっぽいことを普通だと思っている人が多すぎます。どの食べものに対してアレルギーがあるかをはっきりさせ、それを避けるための対策を講じることで、あなたや、あなたの周りの人たちの人生を変えることができます。そして、最も影響を受けやすい多くの子どもにとって、アレルゲンを避けることは命を救うことにもつながるのです。

子どもへの食物アレルギーの攻撃を避ける方法

・すべての表記を読む。
・持ち寄りの食事会であっても、あなたがつくったものか、リンゴのような未加工のもの以外は、子どもに食べさせない。
・もしほかの人がつくった料理を子どもに食べさせるなら、子どもがアレルギーを持っている材料について、その有無を具体的に尋ねたときだけにする。
・子どもに食事を出す際、アレルゲンに接触した台所器具は絶対に使わない。
・子どもの面倒を見てくれるすべての人に、文章で子どものアレルギーについて知らせておく。
・パーティーには自分たちが食べるものを持参する（私の家族は、おいしい、オーガニックのスナック菓子を持参して食べるようにしています）。
・常にエピペン（または、似たような、手頃な価格のエピネフリン・ブランドのもの）とベネドリル（かゆみ止め）を持ち歩き、それと同じセット一式を子どもの面倒を見てくれるすべての人に渡しておく。
・子どもがアレルゲンを食べてしまい、軽度の発疹を発症している最中であればすぐに水を二杯飲ませて、食べものを吐き出させる。

・体のどこかに腫れが出たら、エピネフリンを投与してから、すぐに病院の救命救急に連れていく。

〔大人の場合〕

・主治医が勧めるアレルギーテストを受ける余裕がなく、それでも目下アレルギーの症状を経験しているのであれば、除去食と呼ばれるものを試してもよい。二週間から一ヵ月、最も一般的なアレルゲンを排除して、どう感じるかを観察する。排除したものを再び食事に取り入れ、どう感じるかを観察し、それに応じて食事を調整する。

グルテンフリー

今や、何百万というアメリカ人が「gluten-free（グルテンフリー）」あるいは「GF」という表記を探し求めています。二〇一四年に、三十歳以上の女性の四人に一人がグルテン不耐性で、しかも、そのことにほとんどの人は気がついていない、ということが統計で明らかになりました。グルテン不耐性の症状は、膨満感や体重増加、発疹、上腕のこぶ、倦怠感、頭痛、頭に靄がかかる感じ、そして怒りっぽくなる、などがあります。グルテン不耐性の人は、極端に神経質になったり、すぐカッとなったりすることがあり、自分をなかなか制御できなくなることがあります。活力を取り戻し、体重を落とそうとしている人にとって、グルテンを食事から完全に排除することは大変重要です。ちなみに、グルテンは数ヵ月の間、体内に残ってしまうこともあります。

グルテンフリー食品は、グルテン不耐性や、ひどいグルテンアレルギー、セリアック病を患う人たちにとって大切なものです。しかし、ほとんどのグルテンフリー食品もまた、オーガニックではありません。ですから、実際には有毒の化学物質を食べていたとしても、自分は健康的な食べものを食べていると勘違いしていることがあります。

グルテンフリー食品は、グルテンフリーであり、かつオーガニックでもあることが大切なのです。グルテンフリーであり、オーガニックでもあるパンや焼いた食品、あるいはパスタが見つからなければ、オーガニックの古代穀物を使った製品を食べるというのも選択肢の一つです。なぜなら、現代の小麦は、グリアジンという新しいタンパク質を含むように改良されているからです。ウィリアム・デイビス博士は自身のブログ"Wheat Belly（小麦っ腹）"の中で、「小麦のグリアジン・タンパク質が、消化管の中でエクソルフィンと呼ばれる、中毒的な食べ方や食欲増進、絶え間ない空腹感を引き起こす麻酔のようなポリペプチドに分解され、また、そのエクソルフィンによる中毒症状があるときにグリアジンを除去すると、離脱症候群（中毒性がさらに悪化する状態）を引き起こすようになる」と説明しています。

ただ、小麦やグルテンの製品に反応を示す多くの人は、単純に、乾燥剤として小麦作物に散布されたグリホサートに反応しているものと思われます。小麦やその他の農作物を乾燥させるためにグリホサートを用いるやり方を中止したドイツやフランス、イタリアといった国々を旅行すると、違いがわかったり何かを感じたりすると思います。私は最近、スイスとフランスへ行きましたが、朝食、昼食、そして夕食でパンを食べることができ、一度も発疹や倦怠感、いらだちは起こりませんでした。グルテンフリーを推進することは多くの人にとても大きな変化をもたらしますが、小麦に反応する人たちはオーガニックをまず試してみるべきです。以下に、グルテンフリーや健康的な食べものを買う際に考慮すべきことをいくつか記します。

健康的な食べものを買う際に考慮すべきこと

家の中から健康的ではない食べものを完全になくすこと。それを買わなければ、子どもたちが食べることはありません（少なくともあなたの家では）。

農産物

野菜中心の食事にすることで、健康問題を改善し、出費を減らし、すばらしい満足感を得ることができます。農薬を散布された野菜を避ける最善の方法は、自分で野菜を育てることです。また、地元の農産物の直売所を応援し、農家から直接農産物を購入すれば、農家の人たちはスーパーマーケットをとおして売るよりも何倍も多くの利益を得られ、地元の経済を潤すことにもなります。

パンやその他の焼いてある食べもの

商品ラベルに注意深く目をとおしてください。オーガニックの表記が見当たらなければ、遺伝子組み換えやグリホサートの最大の温床となっている大豆、トウモロコシ、菜種（キャノーラ）、砂糖などを含まない、グルテンフリーのパンを探してください。

肉

一般的に、牧草を食べて育った動物の肉のほうがよいと考えられています。なぜなら、完全に牧草だけを食べて育った動物は、グリホサートが散布された遺伝子組み換えの穀物を食べていないからです。ただし、牧草を食べていても、太らせるために最後の二～三ヵ月だけ穀物を食べさせられた動物は除きます。しかし、glass-fed（牧草を食べて育った）と表記する際に、それが必ずしもグリホサートが散布されていない牧草だったかどうかは問われません。ですから、生産者を知り、その人がどういうやり方をしているのかを知ることが最善の方法です。オーガニックのもので育てられた肉製品のほうが値段が高いとしても、味や品質は優れているので、お金を出す価値は十分あります。

ソース

オーガニックでグルテンフリーの酵素は、まるで醤油のような味がします。今は、オーガニックでグルテンフリーのマスタードやケチャップ、バーベキューソースがあり、複数の銘柄が手に入ります。こうしたもののほとんどがブドウ糖果糖液糖を含まないことから、オーガニックではないソースよりも健康的です。また、ランチミートやミルク類、アイスクリーム、そのほかのクリーム状の食品と同様に、多くのソースにもカラギーナンが含まれていることを覚えておいてください。加工度の高い食品の充塡剤であるカラギーナンは、胃潰瘍の原因となることがわかっていて、がんを引き起こすこともあるのです。

食事を変えるのは、初めは大変に思えるかもしれませんし、何を食べたらいいのかわからないために、以前のようには食べられなくなるかもしれません。普段どおりに食べられないと、不機嫌になり、自分をごまかしやすくなって、不健康な食べものを食べてしまいがちです。これからは二時間おきに、オーガニックのナッツやヨーグルト、オートミールバー、豆類、あるいは生の野菜（そうです、野菜にはタンパク質が含まれています）といったタンパク質を何らかの形で摂取しましょう。なぜなら、あなたは今、四時間もお腹に溜まる過度に加工された食品を食べているわけではないからです。この食事法はより健康的で、私たちが実践すべき本来の食事法にぐっと近づきます。

できるだけ安全に外食すること

家でオーガニックのものを食べることは、外食するよりもはるかに安くすませられ、その上、レストランまで行って、料理が出てくるのを待つよりも早くすませられることもあります。

レストランで外食する際は、常に、まずオーガニックのものを探し、必要があればグルテンフリーの選択肢も探しましょう。ありがたいことに、顧客がオーガニックを望んでいることを理解し、オーガニックに切り替えるレストランが段々と増えてきました。あなたのお気に入りの地元のレストランそうすれば、あなたは、レストランと顧客双方に、オーガニックに変えるよう働きかけてください。そうすれば、あなたは、レストランと顧客双方にとってウィンウィンな状況をつくり出せるかもしれません。に、オーガニックに変えるよう働きかけてください。そうすれば、あなたは、レストランと顧客双方にとってウィンウィンな状況をつくり出せるかもしれません。

第六章　日常に潜む毒

変化は真の学習すべての最終結果である。
——レオ・ブスカーリア

アレルギーは、台所ではじまり、台所で終わるわけではありません。息子のベンが歯医者で発疹を発症するまで、歯医者でもカラギーナンアレルギーについて気をつけなければならないなんて、考えたこともありませんでした。私はそれまで、神経毒であることが明らかになっているフッ化物を気にしていました。フッ化物は、歯磨き粉や虫歯治療に用いられているからです。しかし、そのとき初めて、ほとんどの歯磨き粉にはカラギーナンが含まれていることも知りました。何と歯磨き粉までが息子にアレルギーの危険を及ぼすかもしれないのです。

市販薬や歯磨き粉、日焼けローション、衣類洗剤、柔軟剤、そしてボディケア商品によって、子どもが接触反応を起こす事例がここ最近増えています。私たちの日用品には、かつてないほど多くの化学物質が使われています。子どもたちの日常は、テフロン（フッ素樹脂）加工のフライパンからの毒素や、パジャマやソファの難燃剤、食器棚の多くに含まれるホルムアルデヒド、ゴム製人工芝の遊び場からの排ガス、農薬の空中散布、食品用のプラスチック容器、自動車の排ガスやジェット燃料、飲料水や薬剤に含まれる毒素などであふれています。一九四〇年代以降、八万を超える化学物質がＥＰＡ（環境保護庁）の前身機関やＥＰＡによって承認され、そのうちの数百は、性ホルモンの変化を引き起こすかもしれない環境ホルモンです。また、長い期間をかけて、こうした化学物質が炎症を引き起こし、重病の原因となる危険性があります。

セルロース（植物の細胞壁等を構成する炭水化物）、ゼラチン、食用色素、自然調味料はすべて、表記が曖昧で、遺伝子組み換え作物、あるいは農薬を含んでいるかもしれません。しかしながら、こうした謎めいた原材料への反応自体は問題ではありません。前述したとおり、大抵の場合発疹として現れる反応は、実は歓迎すべき警報であることがほとんどで、体に炎症が起きていることを私たちに伝えてくれているのです。ただし、反応に対処せず放置すると、炎症が胃潰瘍や胃の疾患に進んでしまうかもしれません。そのため反応（発疹）にクリームを塗りたくって消えることを祈るのではなく、問題の原因を見つけ出し体が癒えるようサポートする、というような適切な対処が必要です。

健康の増進のためには、とにかく、毒素に晒されるのを避けること、胃腸が癒えるようにサポートすることが大変重要です。

子どもに頻繁に食物アレルギーの兆候、すなわち、腸管壁浸漏や腸内毒素症が見られる、あるいは発疹が出たり風邪を引いたり、かなりの頻度で耳を痛がったりするからといって、ほとんどの親は子どもが免疫不全かもしれない、とは考えないものです。しかし、子どもたちに薬剤を与えたり、ローションを塗ったりしても、おそらく悪化することはあっても、よくなることはありません。このような子どもがどんな薬剤にも強い反応を示す、というのはそう珍しいことではないのです。その薬剤が市販のものでも、処方されたものであっても、です。その上アレルギーを持っているなら、その子は化学物質にも敏感かもしれません。なぜならその子の体は、自分を守るためにどんな異物も侵入者とみなしているため、体の示す反応が深刻なものになることがあるからです。

親がすべきことは何でしょうか。代替医療※は、多くの子どもや家族の健康によい変化をもたらしています。私がこれまでに、実際に効果があったと人から教えてもらったことのある代替医療（やその専門医）は、統合医療、カイロプラクター（脊椎ヘルスケアの専門家）、鍼師、虹彩学者、エネルギー療法医、デトックス・クリニック、酸素セラピー、漢方医です。教えてくれた人たちにとっては、それぞれが唯一の療法だったそうです。中には、西洋医学の治療が必要不可欠なこともあります。ただ、親たちの多くは、自分たちが診てもらった西洋医学の逆症療法※の医師が、その問題の原因を探さずに、単にその症状を治療するだけなので、その医師に診てもらうのをやめてしまうようです。

ですから、あきらめず、代替手段を試してみることを強くお勧めします。現状の薬剤や治療で子どもたちがよくなると信じるのは、もうやめましょう。自然療法や天然産物を取り入れて、自分のコミュニティの人たちにもいろいろと尋ねて、代替医療の医師たちとともに自ら解決に当たらなければなりません。

代替医療：西洋医学の代替となる他の療法、西洋医学以外で用いられてきた薬、一般薬を用いない治療、食事療法・自然食材などの無薬療法。

逆症療法：治療する病気の引き起こす症状とは別種の状態を積極的に生じさせ、後者によって逆者を消滅させる対症療法。

ワクチン

この何年かの間に、ワクチンの危険性に関して、多くの新たな事実が判明してきました。

私が遺伝子組み換え作物や農業用殺虫剤について勉強しはじめたころ、フェイスブックで健全な心を持ったお母さんたちから友だち申請を受けることが増えました。二～三年前のある日、ある母親がワクチンに含まれる原材料の画像を投稿しました。私は、原材料のリストに目をとおしたことは、それまで一度もありませんでした。私の子どもたちは、ほとんどすべての予防接種を受け終えていました。原材料の中には、水銀やアルミニウム、ポリソルベート80（植物由来の非イオン性界面活性剤）、中絶された胎児の細胞、そしてホルムアルデヒドを含むものがあり、私はとても動揺しました。さらに読みすすめると、ウシ血清やフルクトース（果糖）、大豆、卵、乳製品を含むものがあり、こうした原材料がおそらく遺伝子組み換えであることを知り、私はさらにいっそう動揺しました。ワクチンや食品に含まれる大豆や砂糖といった遺伝子組み換えの原材料は、家畜にも与えられます。ワクチンに使用される一部のもの、たとえばウシ血清や鶏卵のようなものの多くは、おそらく、ＤＮＡに損傷性のある遺伝子組み換えのものだけでなく、グリホサートを含んでいるでしょう。これは体、特に、免疫システムの拠点である胃腸や、脳の多くの機能に猛威を振るいかねません。

グリホサートがワクチンに含まれている……？　もしそうであれば、グリホサート除草剤が免疫システムを弱め、血液脳関門のバリアを破壊し、現在のワクチンに含まれている毒素を脳に送っているかもしれません。食べものに含まれる遺伝子組み換えや毒素に加えて、ワクチンに含まれるグリホサートや毒素が、子どもたちにしつこいほど繰り返される食物アレルギーや自己免疫の問題の一因となってきたかもしれません。

私は自分で調べてみました。水銀はワクチン被害・自閉症の主な原因として認定されてきたにもかかわらず、一九二九年からワクチンへ添加されるようになりましたが、当時、自閉症が急増することはなく、実際には一九九〇年代後半に急増しました。ちょうどそのころグリホサートが遺伝子組み換え食品を経由して私たちへの食料供給の中に入ってきました。ワクチンの中にグリホサート除草剤が含まれ、それが同じくワクチンの中に含まれる水銀やアルミニウムといった毒素の有害な影響を増大させているとしたらどうでしょうか。

もう気づかないふりをしているわけにはいきません。自閉症が急増したのとちょうど同じころ、NCVIA（国家小児ワクチン被害決議）によって、突如「ワクチンメーカーは自社で生産したワクチンにどんな法的責任も負わない」ことが決議され、時を同じくしてCDC（疾病予防管理センター）が必須とするワクチンの数も増大しました。これはすなわち、どのワクチンメーカーに対しても、ワクチン被害の訴訟を起こせなくなったということでした。ワクチンメーカーは法的責任から免れ、ワクチンへの門戸は開かれ、ワクチンが市場にあふれることになりました。被害者の親たちは、ワクチン特別法廷（特別な判事が任命される、ワクチンの税収で成り立っている法廷）へ訴えなければなりません。税金は、課税ワクチンを接種するたびに七五セントかかります。税金はワクチンメーカーへ課されているのですが、実際には医師たちがワクチンに対して払う価格の中にうまく組み込まれています。ワクチン特別法廷は、こうしてメーカーが医師たちから徴収した税収によって成り立っていますが、メーカーが法廷で責任を負わされることはありません。ワクチン被害に遭った子どもたちの親に対して三十八億ドルを超える賠償金が支払われているということは、確実にワクチン被害が存在するということであり、また、医師やメーカーがその事実を認識してしかるべきなのです。

二〇一六年に、私はワクチンのグリホサート試験をしてくれる研究所を見つけ、五つの小児ワクチンを提出しました。五つすべてが陽性だとわかったとき、私は衝撃を受けました。これは、子どもたちが、除草剤を注入されていた、そして今なお注入されているかもしれない、ということです。この試験によって証明されたのはそれだけでなく、グリホサート単独の場合よりも千倍有毒であることがわかっている、ヒ素、石油由来の化学物質、そして重金属といった、グリホサートをベースとする除草剤のほかの原材料もかなり高い確率で子どもたちへ注入されているということでした。本当に恐ろしくなりました。今もなお、そのことを想像するだけで震えます。

私はスネフとサムセルから、大豆や砂糖といった遺伝子組み換えの原材料に加えて、グリホサートを散布した遺伝子組み換えの動物用飼料をとおして、グリホサートがワクチンに混入している可能性が高いことを学びました。動物は遺伝子組み換えの穀物を食べていますが、それは最大で、ＥＰＡが定める、動物用飼料や飼料用穀物のグリホサート残留の許容量である四〇〇ppmのグリホサートを含んでいる可能性があります。ドイツ人科学者のモニカ・クルジャーは、動物の骨髄や腱、筋組織にグリホサートが溜まることを証明しています。ワクチンには、動物の複数の部位が使用されています。特に、豚の腱はゼラチンをつくるために使用され、ゼラチンはＭＭＲ（麻疹、風疹、おたふく風邪）ワクチンを育成したり安定させたりするために用いられています。腱からつくられるゼラチンに高水準のグリホサートが含まれるというのは十分に考えられることです。

私たちの試験結果から、MMRワクチンには、その他のワクチン――DTaP（ジフテリア・破傷風・百日咳三種混合ワクチン）、百日咳、インフルエンザ、肺炎球菌――の二十五倍のグリホサートが残留していることが明らかになりました。この試験結果を受けて、さらに十四のワクチンのグリホサート試験を実施した科学者のサムセルは、彼のMMRワクチンのサンプルに、その他のワクチンよりも三十四倍高い水準のグリホサートが残留していたことを明らかにしました。これは興味深い結果でした。なぜなら、元英国小児胃腸科医のアンディ・ウェイクフィールドが論文の中で、腸内毒素症と関連があると述べていたのが、まさにMMRワクチンだったからです。彼は、直接的にMMRが自閉症を引き起こすとは言いませんでしたが、「自閉症の子どもたちは腸内毒素症を患っているため、そこには否定しがたい関連がある」と指摘していました。

自閉症の上昇率を反転させる解決策が絶対に必要です。科学者のスネフは独自の計算から、今のままでは二〇三四年までには生まれてくる二人に一人の子どもが自閉症となるだろうと予想しています。子どもたちだけがワクチンの影響を受けているわけではありません。九十一歳になる父が、私の助言に反し、二〇一六年秋に高用量のインフルエンザ予防接種を受けた際、ワクチン被害に見舞われました。接種前、父は毎日長い距離を散歩していましたし、父の体に見られたのは、単に典型的な老いの症状、膝が悪い、加齢性黄斑変性症、そして回復までに長くかかった前立腺がんの発作だけでした。ところが、高用量のインフルエンザ予防接種を受けてから、たった二ヵ月の間に、父は慢性腎疾患、肺気腫、COPD（慢性閉塞性肺疾患）、うっ血性心不全、喘鳴を発症し、歩行器なしでは数歩以上歩けなくなりました。そして開胸手術を受けなければなりませんでした。父は今、私と私の家族と一緒に暮らしています。父がオーガニックフードを食べ、サプリメントを摂取するようになってからわずか二〜三ヵ月後の二〇一七年冬には、その年の春に十一個飲んでいた薬を、二・五個（一つは一日置きに服用）へ減らすことができました。私たちは、父の認識能力が顕著に改善していくのを目の当たりにしています。皆さんに、高用量のインフルエンザ予防接種の危険性について知ってもらえたらと思います。

人々が私のことをワクチンのグリホサート試験を実施するアンチワクチンだと暗に言わんとする際、私はただ「私たちの食べものと同じように、ワクチンも、今や私たちが子どもだったころとは違っています」と答えます。遺伝子組み換えの農薬漬けの農業はほぼすべてのものを汚染しています。トウモロコシ、大豆、小麦、豆類、母乳、ワイン、ビール、綿、女性用生理用品、そして、ワクチンでさえも。

これまで、幼児はもちろん、どんな年齢の人に対しても、ワクチンとともに注入されるグリホサートの影響に関する試験は、一切行われていません。また、ワクチンに含まれるその他の毒素とグリホサートが併用される場合の影響に関する研究も、一切行われていません。すなわち規制機関も、メーカーも、あなたの主治医でさえも、グリホサート除草剤を含んでいる現在のワクチンが安全であるとはきちんと断言できない、ということです。

私たちの動物たちを守ること

毒素の影響を受けているのは、人間に限ったことではありません。私たちのペットや野生生物にも同じように害が及んでいます。あなたは犬の間で腫瘍が増えていることに気づいていますか。あなたの猫は不安神経症になっていませんか。思っていたよりも早くあなたのペットが死んでしまったことはありませんか。競馬場で心臓発作を起こす馬が増えていると聞いたことはありませんか。こうした動物の病気や死の悲劇的増加には、食べもの、環境、そしてワクチンを含む、たくさんの要因があります。ペットや家畜用のワクチンに含まれる毒素に関しては、多くの人が調査しているわけではありません。しかし獣医の中には、ワクチンが病気や死の原因であると言う人もいます。コネチカット州に住む三十歳の獣医ジョン・ロブは、狂犬病ワクチンの予防接種が義務づけられていることに対して異議を唱えて、自分の診療所を失いました。彼は、成犬と同じ用量の狂犬病ワクチンを接種した子犬が亡くなってしまうことがあることを政府関係者へ報告したのです。ペットや動物たちを守るために、動物への有毒な負担を減らさなければなりません。

動物の健康に最も影響を与えているのが食べものです。一般的に、動物用食品の原材料を公開するための安全性基準や要件は、人間の食品ほど厳しくありません。動物用食品の原材料の多くが開示を求められず、最も不健康な原材料の中には、曖昧な表現が用いられているものも多くあります。

ＦＤＡ（食品医薬品局）の規制の下では、たとえば、牛一頭の約五〇％のみを人間の食用として販売することが許されています。牛が解体され食肉処理されたあと、皮や骨、消化器官やその中身、脳、糞、乳房、そしてその他の市場で望まれないさまざまな部位は、すべて余剰となります。ホットドッグにさえならない部位は固められ動物飼料精製工場へ送られるのです。

個人的には、私の飼っている犬たちがこうした「望まれない部位」を食べても、何の問題もありません。野生の犬は、歯で噛みちぎれるものなら何でも、すなわち、ほとんどすべてのものを食べてきました。しかし、一つ例外があります。腐ったり病気に罹ったりした肉を食べることはありませんでした。野生の犬はそれを感知し、ハゲワシや昆虫が持って行くように死骸を残してきました。

しかし今日では、動物愛護運動家たちによると、動物は、腐ったり病気に罹ったりしやすいもの、つまりほかの猫や犬の肉や、路上で車にはねられて死んだ動物、そして、食料品店の賞味期限切れの肉などを食べさせられています。そして言うまでもなく、無数の殺虫剤や除草剤、防カビ剤が残留する遺伝子組み換えの飼料を食べた動物の肉も、規制がないために食べさせられています。

グリホサートは骨髄の中で生物濃縮するため、どんなにわずかな量であっても無視できません。ペットフードに含まれるグリホサート除草剤や毒素はゼロでなければなりません。ペットに毒を食べさせることは、動物虐待そのものです。

ほかにも、ヤギや馬のような家畜も、動物用飼料の基準以下のものを与えられています。家畜や馬が食べる遺伝子組み換え飼料や非オーガニックのまぐさには、その収穫作業を加速させるために、一般的に乾燥剤としてグリホサートが散布されています。二〇一三年五月に、ＥＰＡは、たとえばトウモロコシでは二ppmから一三ppmへ、グリホサート残留の許容水準を引きあげました。そのため、翌二〇一四年には、このような穀物を食べていた動物は、以前の飼料を食べていたときよりも六（中には三百）倍高い水準のグリホサート除草剤が残留する飼料を食べたことになります。遺伝子組み換えの牧草「ラウンドアップレディ・アルファルファ」をグリホサート試験のサンプルとして提出したある農家は、一九〇〇〇ppb超という水準で陽性だったことを私に報告してくれました。同じころ、競馬場での馬の死亡増加の報告書や、動物の間で腫瘍が急増していることに関する獣医による報告書が出されました。ヤギや豚に遺伝子組み換えの飼料を与えている飼い主たちからは、例年に比べてつくられるお乳の量が少ないとの報告があがっています。遺伝子組み換えや、グリホサートが散布された穀物を食べた動物の間で、出生異常や一度に産む子どもの数が少ないこと、そして幼い家畜の死亡が増えていることが相次いで明らかになっています。そのような穀物を食べさせる飼育は非人道的な動物虐待であり、阻止されるべきことです。

二〇一七年六月、裁判所は、工場式畜産場の撮影を禁止する法案は言論の自由に対する暴力行為である、という決定を下し、ユタ州の動物愛護運動家たちが勝利しました。そのニュースを知り、私はうれしくなりました。こうして、いくつかの州では、今でも、従業員となって覆面捜査をする運動家が、工場式畜産場の内部でそのやり方を記録し、国民に公開することができます。

説明責任を求めるこのやり方は動物を飼育する農家に対して、動物を人道的に扱うよう求めるのにとても効果的です。また消費者に対しても、従来型の食肉の食事から、全く肉を食べない食事への切り替えを納得させるのに役立ち、大変説得力があります。こうした選択は、食肉業界に多大なる影響を及ぼし、多くの農家に自分たちのやり方を再考し、尊敬と思いやりを持って動物と接することを促すことになります。また、その中から、食肉の代わりに、野菜作物を育てる人も出てくるかもしれません。

鳥や昆虫、ヘラジカなどの野生生物は、まさに今、恐ろしいほどに毒素の影響を受けています。農業で使用されるグリホサートやその他の毒素は、在来種を「保護する」という名目のもと、荒野でも使用されています。カリフォルニアの漁協は、二〇一五年に、魚類個体群が七〇％減少したことを報告しました。二〇一七年のカナダの報告では、国が監視している野生生物の種が四十年前と比べて半分以上減り、個体群が減少している種の平均減少率は八三％だということが明らかになりました。オオカバマダラは姿を消し、雨でさえ除草剤のレベルになっています。ハチは、地域によっては三〇～九〇％が死んでしまっています。二〇一七年十月には、ドイツの研究で、殺虫剤が散布される農場の周りにある自然保護区の昆虫の七五％が、三十年にわたって次々と死んでしまったことが明らかになりました。この地球が有毒化学物質に毒されていることで起きている健康や環境の危機は現実のものです。私たちがすぐに何かをやらなければ、孫たち——私たちの子どもたちが妊娠できればの話ですが——が大きくなるころの世界は、私たちが享受してきた自然の神秘をほとんど持ちあわせないものになるでしょう。

また、川や海の汚染のせいで、海洋生物も影響を受けています。たとえば、マウイ沖のウミガメは、海に流出した肥料や殺虫剤によるがん性腫瘍に蝕まれています。二〇一一年の報告によると、魚介の乱獲と、グリホサートのような免疫システムを弱める化学物質によって悪化していると考えられる病気のせいで、世界の牡蠣養殖場の八五％が消失してしまっています。

サーモンは今や、四倍肥えさせ、四倍速く、そして子を産まないように育てるために、遺伝子が組み換えられています。また、そのサーモンは抗生物質とホルモン剤の貯水池の中で育てられ、遺伝子組み換え飼料を食べた魚肉を与えられています。遺伝子組み換えのサーモンは攻撃的なので、野生のサーモンを絶滅させてしまうかもしれません。私たちが自然から離れてしまったことは、私たちの気づかないところで一部の人たちに劇的に自然を操作したり汚染したりすることを許してしまっています。

二十年にわたり、化学企業は何のおとがめもなしに、私たちへの食料供給を変化させ、私たちの食べものや土に化学物質をまいてきました。科学者のローズマリー・メイソンは、私たちが目下六度目の大量絶滅の危機を迎えていることを詳細に説明しています。種の中には、もう後戻りする方法がないものもいる、と彼女は言います。私たちはあまりに長い間、自分たち自身を毒してきました。化学物質が禁止されていない、遺伝子組み換えの規制もない、自然保護区域や野生生物が次々に失われてしまっている——それが私たちの現状です。それでも私は、あらゆるブレイクダウン（崩壊）によって、必ずブレイクスルー（突破口）が開けると信じています。今起きていることは、地球上の生命にとって大規模なブレイクダウンです。そして、私たちが必要な行動を起こし、リーダーシップや政治的な意思を発揮すれば、大規模なブレイクスルーが可能です。

罪悪感、非難、怒り

遺伝子組み換え作物や毒素が人間の食べものやペットフードをはじめ、多くの製品に含まれていることについて学んだときに心に抱くのは、罪悪感です。怒りや混乱よりも、まず罪悪感を覚えます。九年間、私は息子の食事に遺伝子組み換え作物を出し、その悪影響を知りませんでした。ボディケア商品、ワクチン、ほとんどの食品の原材料表示に目をとおしてきませんでした。今でもそのことを後悔しています。自分の知識の欠如や怠慢（行動しなかったこと）が、子どもにもたらしてしまったかもしれない問題に気づいたとき、私は罪悪感にひどく苛まれました。罪悪感はストレスと等しく、病気や疾患の原因となることもあります。私は自分の体が弱っているのを感じ、このまま過去にこだわり続けたら病気になってしまうと感じました。ですから私はその状況を客観的に見て、どうすればもっと前に遺伝子組み換え作物について知ることができたのかを自分自身に問いかけることにしました。モンサントが、誰にも気づかれないように農家の人たちに遺伝子組み換えの農作物を広めはじめたことをFDAは私たちに伝えませんでした。私の家族は誰もこのことを知りませんでした。親しい友人たちからも、メディア、あるいは教師たちからも、誰からも、九年間、遺伝子組み換え作物について聞いたことはありませんでした。私の主治医でさえ知らなかったのです。誰一人として。

ですから、矛先を自分自身に向けるのはやめました。以前の私は、単に知らなかっただけです。それは、私が悪い母親だったという意味ではありません。ただ知らなかっただけ。それでは私は、そしてあなたは、どうすれば知ることができたでしょう。

そして私は知識を身につけ、外に向けて行動するようになりました。その途端、今度は別の罪悪感が生まれました。思ったほど自分の言動が人にとって効果的ではないことに対する罪悪感です。それは、私の周りの至るところで感じられました。私は隣近所にチラシを配り、そのチラシについて近所の人たちと会話しました。それでも、その中にいたパーキンソン病を患う人はラウンドアップを使い続けていました。どうしてでしょうか。私は何か間違ったことをしたのでしょうか。私はどうすればもっとよい隣人になれたのでしょうか。

何一つ十分にやれていないことに対して罪悪感を抱いても、全く意味がありません。他人の選択に責任を負うことは、その人たちを見くびっているのと同じことです。考えてみてください。自分を責めるということは、その人たちに起こっていることは私のせいだと言っていることになります。挙句の果てには、その人たちの力を取りあげたり、その人たちを過小評価したりしてしまうことさえあります。

その一方で、毒素を避けなかったことで本人や家族に害が及んだかもしれないとしても、そういった害について知らないのであれば、その人のことを責めても仕方がありません。私はソーシャルメディア上で「バカ！」「シープル（従順で自分の意見がなく大勢に従う人々。sheep（羊）＋people（人々））！」「現実を見ろ！」といったコメントを嫌というほど目にします。人は、自分に対して腹を立てていたり、自分のことを非難したり、見くびったりする人、自分が食べているものや自分の子どもの育て方が間違っているという気分にちょっとでもさせられるような人の言うことには耳を貸しません。誰かに腹が立ったら私は「自分も以前は知らなかった」ということを思い出すように努めています。

進展が見られないことに罪悪感を抱いたり、他人を非難したりすることでもたらされるのは次の三つです。

一、自分が無気力になる。
二、他人を無気力にする。
三、成長や進展が遅れる。

私はあなたに「他人を変えることができる」という信念を捨てるよう提案しているわけではありません。置かれている状況に対する罪悪感が、熱意が薄れて放棄したくなる気持ちに変わってしまいそうなときは、そんな自分に気づいてください。あなたが「いいのよ。彼らは自分たちのやりたいようにやるんだから」と考えるようになってしまったら、それはあきらめであることに気づいてください。すぐに変化が起こらなくても、あきらめないでください。でも、すぐに変化が起こらないからといって自分自身を責めることもしないでください。

あなたは世界で起きていることに腹を立てていますか。世界で起きていることがあなたをひどく疲れさせ、病気になりそうな気分になりますか。怒りは、あなたがそのことをどれほど気にかけているかということと相関関係にあると私は思います。因果関係にある、とさえ思います。あなたが気にかけていなければ、頭に来たりはしないでしょう。あなたがどれほど気にかけているのか、何をそんなに気にかけているのか、それに注目して、自分が何かを「気にかけている」という事実を喜んでください。子どもたちや家族、ペットと一緒に時間を過ごして、コミュニティの人たちと連絡を取って、近所の人たちにラウンドアップについて話をすることに時間を費やして、彼らと一緒にいる時間を楽しんで、市議会へ行くことや、市の政策立案者たちとつながりを持つことを楽しんでください。そうすればあなたの怒りは消え、あなた自身がもっと健康になり、世界で起きていることを自分で引き受けられるようになるでしょう。

コミュニティを祝福する

私は人から「どうすればあなたのように熱意を絶やさず前進し続けられるのか」と尋ねられることがあります。「私たちの理念に全身全霊を捧げてくれる人たちに感謝し祝福することで続けられている」というのが私の答えです。自分と同じように健康や自由のために行動を起こしている、献身的な人たちとのつながり以上に私を鼓舞するものはありません。

二〇一五年十二月十日、オーガニック消費者協会がワシントンDCでDARK（Denying Americans the Right to Know）Actを主催しました。しかし、そこで開催された上院聴聞会は、私たちが期待していたようなものにはなりませんでした。上院議員会館の警備員たちは、私たちが聴聞会に参加するために何時間も待つ間、その場に座ることも許しませんでした。座っていることが抗議行動のように見え、警察に逮捕されるかもしれないから、という理由からでした。私たちは、（おそらく、遺伝子組み換え賛成派によって）買収され、何時間も前から列に紛れていた法学部の学生たちに妨害され、私を含むほとんどの人たちが入場を阻まれました。

私たちのメンバーの一人で、環境ワーキンググループの政府業務の副総裁、またNPO法人Just Label Itの業務執行取締役を務めるスコット・フェイバーが、公聴会で次のように証言しました。その内容はとても衝撃的なもので、私たちへの裏切り行為でした。「誰も、遺伝子組み換え作物の法による禁止は求めていません……私たちは、遺伝子組み換え食品に……反対はしません。私たちは、遺伝子組み換え食品の将来有望な応用がたくさんあると思っています……この遺伝子組み換え技術の供給者たちによる約束が最終的に実現され……私たちは将来、大きな収穫が得られ、より栄養豊富な食べものを生産する遺伝的特性を有することになるだろう、と私は楽観視しています」。

「遺伝子組み換えされたものは、非遺伝子組み換えと同じくらい安全なのか」と尋ねられたとき、彼は「ＹＥＳ」と答えました。

公聴会のあと、数百人の運動家たちがすぐ近くの教会に集いました。ミシガン、フロリダ、ペンシルバニア、マサチューセッツ、その他多くの場所から集まってきた人たちの友好的な顔を見るまで、私は先ほどの衝撃的な裏切りのせいで、みぞおちを殴られたような気分でした。数年にわたるソーシャルメディアでの交流から、誰が誰なのかがすぐにわかりました。私たちは喜びのあまり大声を出し、抱きあい、笑いあい、ついにお互いに顔を合わせることができた幸せを叫びました。私の心は本当に満たされました。一緒にオーガニックでヴィーガンのおいしい食事をして、次の段取りについて話しあいました。それは、コミュニティの真のお祝いでした。お互いに顔を合わせ、自分たちの信頼を深められたことに対するお祝いでした。その信頼が、最終的に私たちに勝利をもたらすことでしょう。

第Ⅲ部
あきらめないリーダーシップ

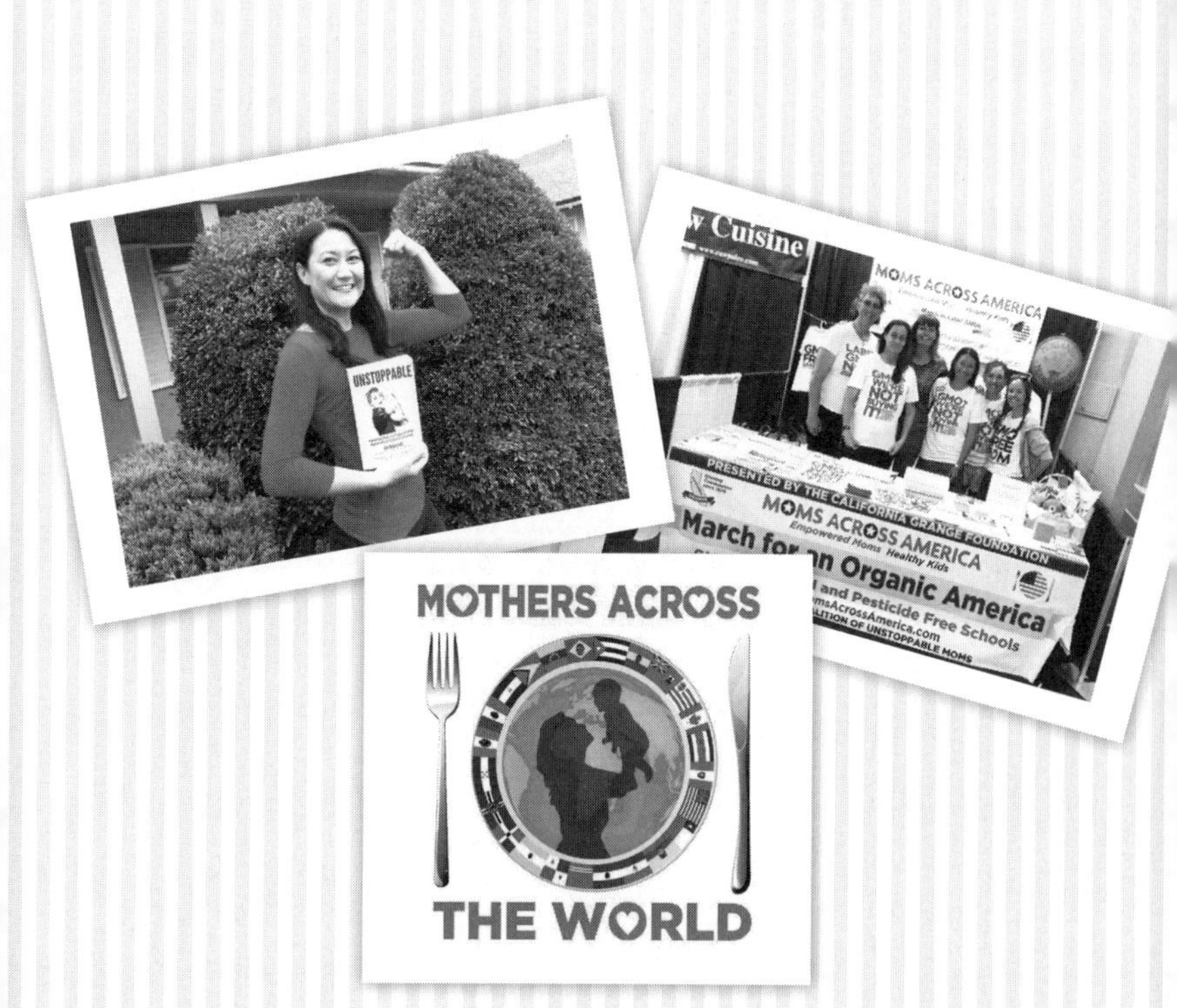

第七章　行動主義

問題になっていることに沈黙するようになったとき、我々の命は終わりに向かいはじめる。

——マーティン・ルーサー・キング・ジュニア

私のことを理解して共感してくれる仲間やコミュニティを得たことで、「誰かに共感してもらいたい」という私の欲求は満たされ、次に、実際に何かを実行したいと思いました。変化を起こしたい。私や友人の子どもたちを癒やすだけでなく、食品業界を変えたい。そうすることで、所得や住む場所にかかわらず、誰の子どもでも毒や危害に晒されることがなくなるように……。

何かを実行するということは、自分にとって居心地のよい安全地帯から外へ踏み出すということです。やることで手いっぱいの母親にとって、それは簡単なことではありません。しかしそれは、家族、学校、町、コミュニティ、国にかかわらず、リーダーシップの役割を担うための信じられない力を身につけることになります。

行動することのエンパワーメント（力を与えること）

私は、運動家のことをつまらないことで大騒ぎする暇な人たちだと思っていました。その人たちを見下し、気の毒に思い、嫌悪感を抱くことさえありました。その人たちが支持すること——地球上の生命を守ること——に基本的には賛成ですが、それでも食料品店の外で人々に呼びかけるグリーンピースの人たちにはかかわらないようにしてきました。

数年後、私の考えは変わり、社会の考えも変わってきました。行動主義は、人権や動物愛護、公正な選挙、そして環境権といった問題に関心を持つ人たちに、年齢を問わず、受け入れられてきているのです。

市民権や女性の選挙権、労働組合、児童労働法の問題などが、行動主義をとおして（十分ではありませんが）前進してきました。運動家の努力によって国がつくられ、人間は解放されてきました。彼らは買収されていたわけではありません。何かを約束されていたわけでもありません。彼らは正義のために、自分たちがやるべきことをやってきました。何度となく失敗し、途中で挫折したこともありましたが、多くのケースで正義は勝利してきました。

行動主義は、運動家ではない人たちからは無駄なものだと見なされてきました。行動を起こしている運動家たちがマスコミに取りあげられることはほとんどないからです。主要テレビ局が、テレビ網の経費を負担する大手企業の権益を阻害している運動家たちのことを報道することはありません。恩を仇で返すことになるからです。

不思議に思いませんか？　巨大化学企業であるモンサントのせいで政府が腐敗していることに抗議して、四百を超える都市で数百万人が行進をしても、ニュースにはならなかったのです。不思議に思いませんか？　アルゼンチンの三万人の医師たちがグリホサートを禁止するための嘆願書を提出しても、アメリカでは報道されなかったのです。これらが公に語られないのは、明らかに誰かの仕業なのです。

アメリカ人としての私たちの役割

「誇りを持ったアメリカ人になる」——アメリカ国民の多くが、この言葉はもはや、自分たちの政府を無条件で信用し、強い愛国心で政府の決定を後押しするという意味ではないと思っています。「誇りを持ったアメリカ人になる」という言葉には、新しい定義があります。「たとえ逆境や軽蔑を前にしても、先人たちが大変な苦労をして勝ち取った権利と自由のために立ちあがる」という意味です。それは「徹底的に調べ、自分たちのために考え、真実をつかみ、目先の便利さや一般的な見方には従わない」ということです。知らん顔をすることは、私たちだけでなく、未来の世代のためにもなりません。

食料システムの厳しい現実について学び、家族や国を守るために声をあげた専業主婦のタミ・キャナルは、マーチ・アゲインスト・モンサント（反モンサント大行進）の主唱者でした。タミは運動の重要性について次のようにまとめています。

二〇一二年にカリフォルニア州住民投票Prop37が行われました。Prop37は単純に遺伝子組み換えの原材料でつくられた全食品に表示を求めるものでした。人々に、自分たちが購入している食品に何が入っているのかを知らせる、とても単刀直入なものでした。しかし、残念ながら、モンサント、デュポン、そしてネスレのような巨大企業が、企業派・反市民派の票を味方につけるために数百万ドルをつぎ込み、私たちは負けてしまいました。

私は、食料品店でオーガニックを選ぶ、遺伝子組み換えの実験品には手を出さない、といった選択をするようになりました。そして、多くの人が現状を知ることで、彼らもお店でお金を使う際によりよい選択をするようになるだろうと思いました。私はフェイスブックのページを立ちあげ、コール・トゥ・アクション（グローバルページ）を設定し、世界中の人たちに行動を呼びかけました。人々を行進に集め、情報を配布し、その人たちのコミュニティを教育しようとしたのです。私は人は知れば知るほどより向上できると信じているからです。

住民投票の失敗を受けて、私は反モンサント大行進をはじめました。二〇一三年五月二十五日に初めて実施した反モンサント大行進には食料供給と地球の両方を乗っ取ろうとするモンサントの企業行為に抗議するため、四百を超える都市に二百万人以上が集結しました。私の当初の目標だった三千人をはるかに上回りました。参加者のほとんどが、二〇一三年三月にオバマ大統領が署名した通称モンサント保護法に反対するモンサント・プロテクション・アクト（モンサント保護法の撤回を求めるオバマ大統領への請願書）に署名した人たちでした。この法律は、モンサントに対して司法上の免責を認める、つまり、モンサントが製造した製品によって病気になった人がモンサントに対して訴えを起こしても、モンサントが賠償責任を負うことはない、という内容が含まれる法でした（その後法案は廃止）。

反モンサント大行進は、このような政府の違憲行為に激怒した人たちのはけ口となり、彼らの激しい憤りはコミュニティの関心を高める結果になりました。このように、この大行進が世界規模で人々の関心を高めたことについてとても誇りに思っていますが、私が最も誇りに思っているのは、反モンサント大行進が生んだコミュニティのリーダーシップがさまざまな場所で発揮されていることです。専業主婦の母親や大学生――自分たちが抗議行動をするなんて思ってもみなかった人たちが、自分たちの住む町の先頭に立って歩き出しました。こうして鼓舞された個人が歴史の流れを変え、反モンサント大行進が世界的な運動に火をつけたことを知り、私はとても驚いています。

たった一日で何百万という人数に達するというのは、それがソーシャルメディア上のことであっても、行進やパレードであっても、興奮するものです。私の地元であるカリフォルニア州ラグナビーチで行われた反モンサント大行進には千人以上が参加しましたが、そのエネルギーは本当に感動的なものでした。

しかし、こうした人々がいる一方で、地球上に暮らす七十億人の中には、いまだに遺伝子組み換え作物や有毒化学物質の悪影響について知らない人が大勢います。米国産のトウモロコシ、大豆、そして甜菜（サトウダイコン）のような主要な農作物の八五〜一〇〇％が遺伝子組み換えです。気の遠くなるような話です。どうしてこんなことになってしまったのでしょうか。私たちは単に、そんなことが起きていることを知らなかっただけです。そして、私たちは行動しませんでした。

一方欧州では、科学者のアルパッド・パズタイが、遺伝子組み換えジャガイモを食べたラットが重篤な病を患ったことを発見し、マスコミがそれを報じると、たちまち遺伝子組み換えの農作物は禁止され、ＥＵの食料品店では遺伝子組み換えの原材料のすべてを表示することが義務づけられました。健康上の懸念から、欧州のほとんどの国では遺伝子組み換え作物が一切栽培されないか、栽培されたとしてもその需要がありません。

私は欧州の一地方で、遺伝子組み換えジャガイモの試験栽培に反対して行われた国際的な抗議行動に参加する機会に恵まれました。スイスでの晴れた土曜日。私たちは講演者や運動家たちで満員のワゴン車に乗ってチューリッヒ郊外をめざしました。企業支配と遺伝子組み換え作物（遺伝子組み換えジャガイモの試験栽培）に反対する世界デモ（二〇一五年八月二十二日）は、チューリッヒ中心部への出入りが認められていなかったので、郊外の、ある研究施設に集合しました。私たちを招待してくれたウルス・ハンスは運動家であり農家で、彼の住む地方では有名な人でした。二〜三年前に、彼は農家仲間の子牛がワクチンを接種した直後に死亡していることに気づき、自分の子牛へのワクチン接種を拒否した結果、政府とにらみあいになり、あちこちからウルスを応援する農家が集結しました。史上初めて、農家の間にある違い――山の農家と丘の農家、従来型と環境保護、貧と富、畜牛とヤギとヒツジの農家――は棚上げされ、一致団結して、彼らの動物にワクチン接種が義務づけられることに反対し、闘いました。そして、ウルスと農家たちは勝利しました。政府が、家畜を全滅させるかもしれないと警告した病気で彼らの動物が死ぬことはありませんでした。

ウルスは自分の動物のことになるとUNSTOPPABLEな（あきらめない）人で、だからこそ、コロラド州デンバーで開催された〝Seeds of Doubt（疑惑の種）〟協議会で会った際、私の講演に共感してくれたのでしょう。マムズ・アクロス・アメリカの支援者であるナディア・ネグロは、ウルスが私に質問するのを聞いて彼のアクセントに気づき、スイスドイツ語（と呼ばれる方言）で「話をしましょう」と彼に言いました。彼女はそのころすでにアメリカから母国であるスイスに戻っていましたが、彼女は「私は続けたい。私たちは何かをしなければならない」と言っていました。彼女もまた、UNSTOPPABLEな人でした。この二人がスイスでタッグを組み、企業支配と遺伝子組み換え作物に反対する世界デモへ市民の関心を集めるために、私や世界的に有名な講演者たちのイベントを企画したのです。

この集会は特別な集会でした。その特別な点を三つ、紹介しましょう。

第一は、スイス自体は遺伝子組み換えを許していない国であるということです。スイスでは、遺伝子組み換えの農作物を栽培していません。輸入もしなければ、家畜に遺伝子組み換え作物を与えることもしません。地元でつくられたものであろうと、海外でつくって輸入されたものであろうと、国内の食品に遺伝子組み換え作物が含まれること自体を認めていません。つまり、遺伝子組み換え作物は、スイスの人たちの日常生活に存在しないのです。自分たちに影響の及ばないものに対して抗議してほしいとお願いすること、そして千人もの人たちを集めることは、真の献身によってのみできることです。人の純粋な輝きと言っても過言ではありません。

第二に特筆すべき点は、目立たない悪を大きく取りあげた点でしょう。彼らは遺伝子組み換えジャガイモの試験栽培区画をコースに組み込んで行進をしました。その畑は、フェンスで囲まれた、ほんの数百フィート（百フィート＝約三〇メートル）しかないジャガイモ畑で、ほとんどの人が見ても気づかない程度のものでした。また、それが学校や教会に近いわけでもなかったので、ニュースにもなりませんでした。まるで無害のように存在していたのです。

第三に、遺伝子組み換え作物栽培禁止期間の延長を、かなり早い段階で訴えていたことがあげられます。EU内で、商業用に遺伝子組み換え作物を栽培することを禁止する期間は、二〇一七年までした（運動家たちはのちに、二〇二一年までその禁止を延長することに成功します）。二〇一五年時点で、まだ二年の期間が残っていましたが、ほとんどの人が（夏季休暇の時期で、普段であれば一ヵ月ほど旅行に出かけるにもかかわらず）、外出の計画すら立てず、デモを実現しました。デモの企画者たちや彼らの家族、友人は、本当に献身的な人たちでした。彼らはデモに参加し、炎天下の中で行進し、チラシを配り、スローガンを繰り返し口にして、チューリッヒや小さい村々の通りを進みながら何時間も歌って踊りました。それらすべての人たちが、本当に特別な人たちでした。それなのに、欧州では、皆これをごく普通のこととしてやっています。

私はアメリカを愛していますが、スイスで運動家たちの献身を目の当たりにしたことで、アメリカ人の考え方に疑問を感じるようになりました。デモの参加者で、ジャガイモを入れる麻袋を身にまとった若い男性が、私に興味深そうに尋ねてきました。

「アメリカ人はどうしてこの問題についてもっと行動しないのですか。アメリカ人はどうして至るところに遺伝子組み換え作物を植えさせているのですか。アメリカ人はどうして何もしないのですか」。

十七年もの間、自分が遺伝子組み換え作物について知らなかったことを私はその男性に話しました。マスコミは私たちに何も伝えてくれませんでした。私が遺伝子組み換え作物が有害だと気づいたのは、子どもたちが病気になったからです。ほとんどのアメリカ人が知りません。あるいは、知っていても病気でない人たちは、この問題を気にかけていません。気にかける理由がありません。自分自身や愛する誰かが病気になるまで。

私は、今もこの問題に取り組んでいます。今では、関心を高めるために労をいとわない運動家や支援者を山ほど知っています。私はその人たちに勢いづけられ、刺激をもらっています。タミのような人たちの努力によって、何百万という人たちのスイッチが入り、それが消されることはありません。私は毎日、どうすればもっと大勢の人のスイッチを入れるお手伝いができるかを考えています。どうすれば何億——何十億——の人たちの関心を高め、現状に気づいてもらい、それを止めるための何か、いえ、できることすべてをやろうと思ってもらうことができるでしょうか。エンパワーメント（変革への力）と愛がそれを実現する、というのが現時点での私の唯一の答えです。

アメリカ先住民の母親が世界的な運動に火を付ける

ある一人の母親、ラドンナ・ブレイヴ・ブル・アラードがそのことに気づいたとき、そこには確かにエンパワーメントと愛が存在していました。石油会社がスタンディング・ロック保留地を通過するパイプラインを敷こうと計画したことで、彼女の息子が眠るスタンディングロック・スー族の先祖代々の埋葬地が汚染され、パイプラインによって彼女たちの保留地の唯一の飲み水の水源が毒される危機を迎えたのです。彼女は石油会社の計画を止めようと人々に呼びかけました。

数週間のうちに、先住権を守り、下流の千八百万人に影響の及ぶ水源を保護するために、さまざまな生い立ちを持つアメリカ人たちがスタンディング・ロック保留地に大挙して押しかけました。同じころ、マムズ・アクロス・アメリカの支援者たちが一堂に会して、私に現地へ行って生活必需品を届けるよう依頼してきました。一万ドル以上を支援者たちが拠出してくれたおかげで、厳しい冬の季節を生き抜くための木材や生活必需品を買って寄付することができました。クレイジーホースのメイン通りの、異例とも言える三百の先住民族の旗が立っているキャンプに到着した際、私たちはコミュニティの、ある意味での「ユートピア」に魅了されました。全く見ず知らずの人たちが、ティーピーテントを建てている数人に歩み寄り、手伝いました。私たちは台所、アートキャンプ、そして建設中の建物で手伝いをしました。また、祈りや歌、聖人、儀式のために毎朝開かれるコミュニティミーティングに出席しました。すべての人が敬意を持って扱われていました。

この平和的なデモは二〇一六年十一月二十日の日曜日、暴力に蹂躙されます。抗議の人たちは閃光手りゅう弾や殴打用の武器、催涙ガスの猛攻を受け、私も橋の上で催涙ガスを浴び、お年寄りたちは凍るような冷たい水でびしょ濡れにされ、私は人間性への信頼をほとんど失いました。彼らが低体温症にならないように消されようとする火を守っていた若者が地面に押しつけられ、脚の裏にゴム弾を撃たれるのを見て、胸が張り裂けそうになりました。しかし、Water Protectors※の人たちが攻撃を受けた人を診療所へ運ぶためにやってきたり、その他大勢の人が、びしょ濡れになった人に寄付されたコートやスープを手渡し、顔の催涙ガスを洗い落としたりしているのを見て、私は希望を取り戻しました。そのコミュニティの人たちは、お互いが手を取りあっていました。

スタンディング・ロック保留地で私は人々の良識や母親たちのUNSTOPPABLEな愛情、お年寄りへの敬意、そして若い世代の知恵と忍耐力——それが文字どおり世界を救うことができる——に気づきました。今、世界中の先住民のリーダーたちが地球を守るための宣言に署名して、団結しています。

スタンディング・ロックでの出来事は、自分たちの水や土地、健康、そして自由を守るためにコミュニティに加わるという世界規模の新たな革命のはじまりでした。マスコミが、暴力に見舞われてしまったこのイベントを報じた際、急に希望を感じた運動家もいました。そこで振るわれた暴力は悲惨なもので、三百を超える人たちがその夜に負傷しました。しかし、この平和的なデモがオバマ大統領にパイプラインを中止させ、世界中にマスコミ報道や訴訟を巻き起こし、ついにはその訴訟で運動家の望む判決が得られたという事実は、至るところにいる運動家たちに新たな活気を与えました。

スタンディング・ロックでの運動は、マムズ・アクロス・アメリカが定めていた重点的に取り組む理念と必ずしも一致するものではありませんでした。けれども、ひとたびコミュニティが拡大したら、スタンディング・ロックの運動と同じようなものになります。時に、集団は大局を見とおせず、一つ

Water Protectors：地球の水を守るために働きかける運動家の人々。発端はアメリカ北部の先住民コミュニティで、彼らは自分たちのことをWater Protectorsとは称していない。

のことにとらわれてしまいがちですが、私たちがこの企画に参加することによって気づいたのは、皆が同じもの、つまり、きれいな水や空気、食べもの、医薬、健康的な家族、正義、そして自由を望んでいるということでした。

どうやって参加するか

マムズ・アクロス・アメリカには、どうすれば参加できますか、どうすればボランティア活動ができますか、何をすればよいですか、という問いあわせが日々寄せられます。

その最もよい方法は、自分以外の人を招くことです。誰かが企画しているイベントをソーシャルメディアに投稿し、告知したり、自分で新たなイベントをつくり一緒にやろうとほかの人を招いたりするのです。誰かと知りあいになって一緒に楽しいことをしたあとで、もう一度その人たちに集合をかければ、次は、自分たちのコミュニティを守るための団体として、自分たちがどのような行動を起こすべきかを決められるようになります。

映画ナイトやお茶会、あるいはガーデンシェア（自宅の庭で栽培しているものを人と分けあう）のように、楽しいことをとおして人々の関心を高め、自分のコミュニティを強くすることもできます。あるいは、友人を石鹼やケフィア・チーズ、ザワークラウトづくりに招待するというように、あなたにとって楽しいことなら何でもいいのです。あなたにできることは山ほどあります。

マムズ・アクロス・アメリカの支援者たちとＧＭＯフリー・ランカスター・カウンティ（ペンシル

ベニア州の団体）のリーダーたちが、ソーラーパネルの導入方法やスプラウトの育て方といったお互いのスキルを交代で教える「スキルシェア」を月に一度開催しはじめたことを知り、私はうれしく思いました。一旦グループとしてのつながりができれば、学校の役員会や市議会へ行き、ラウンドアップの散布をやめさせることができるようになります。また、学校給食にもっとオーガニックフードが使われるように、学校の栄養士と直接会うことができるかもしれません。コミュニティ・ガーデンをつくるために友だちを増やすことさえできるかもしれません。

こうした行動で地元の有機農家の人たちやコミュニティの健康に、大きな変化を起こせると思いませんか。私は思います。

あなたの行動は変化を起こします。私たちは今この瞬間にも、健康的なコミュニティを一緒につくることができるのです。

時間

ボランティアや何らかの活動に参加しようとする人からは、よく「ただね、今は時間がないのよ」という言葉が聞かれます。自分にとって本当に大切なことを見つけたら、あなたはどうやってそれを自分の生活に当てはめるでしょうか。私たちの人生に意味や価値をもたらし、他人には恩恵をもたらすことに時間を費やすのは、時間を捻出するに値する行動です。テレビを観るのを控えたり、夜のランニングのとき、チラシ配りをしたりすることはできませんか。子どもが図書館で本を返却している間に、そこに一束のチラシを置いてくることはできませんか。もしあなたが高額の医療費に悩んでいたら、自宅で行動を起こすことで、医療費を減らせ、おそらく、なくすことさえできるかもしれません。毎週日曜日に家で健康的なオーガニックの食事をつくったり、家の中にある有毒な家庭用洗剤を一掃したり、木曜日の夜に有害な化学物質を散布するのをやめるように市議会へ依頼したり、こうして何かを実行することで、あなたは今よりはるかに大きな満足感を得ることができると思います。

お金

私にはマムズ・アクロス・アメリカを立ちあげる資金はありませんでした。しかし、お金の有無に関係なく、それをはじめ、やり続ける決意をしていました。私にはそれが非常に重要だったからです。そして今なお重要です。あなたは、町のお祭りでチラシを手渡したり、コミュニティのイベントにオーガニックのお菓子を持参したり、学校庭園をはじめたりしたいけれども、お金がないからできない、と思っているかもしれません。でもお金がないことをやめる理由にしてはいけません。

私はウェブサイトを立ちあげる二千ドルがなかったので、人にお願いしてその資金を集めました。お金を集めるコツはありません。あなたが信頼の置ける、誠実な、情熱的な人になって、自分が何をしているのかについて、人にはっきりと説明するだけでいいのです。学校庭園のための種や土が必要であれば、幼稚園や託児所に寄付をお願いしたり、資金集めのためのバザーを開催したりしてみてください。学校行事に持参するためのチラシやお菓子が必要であれば、地元の健康食品店に寄付を求めてみてください。私が自宅で「毒を追い出すマムズナイト」というパーティーを主催してザワークラウトをつくった際、その企画のために、地元の健康食品店からオーガニックのお菓子を買うためのギフトカード、合わせて五十ドル分をもらいました。私がそれをお願いしたからです。あなたがお願いするだけで、快く協力してもらえることは多々あります。

町の無毒キャンペーン

私はコネチカット州の小さな町で育ちました。幼少期を過ごした家には生命に満ちあふれる美しい池がありました。水面を這うアメンボや水ヘビ、紫色の花をつけたアシ、黒光りする甲羅を持ったカメ、コクチバス、そしてオオアオサギ——これが日常的な光景でした。

その池は、父に草むしりをするよう言われた池でした。私は十二歳のころに「草むしりの代わりに雑草を殺すラウンドアップをドバッとまくべきよ」と父に言いました。

「ダメだ」。

父は決めつけるように言いました。反響してこないくらい深い喉の奥から発せられた声でした。私は草むしりが嫌いでした。

「だってさぁパパ、それは安全だって、そうテレビでも言ってたよ」。

私は、父が便利な現代の科学技術を信用しないことにいらだっていました。頑固おやじ。そのころ私はまだ、私にとって父が、初めて出会う環境保護主義者だということに気がついていませんでした。

「ダメだ」。

父はまた言いました。

「それはカエルを殺すだろう」。

まだ信じないの〜と私はうめき声をあげました。三十年後、ラウンドアップやその他の有毒化学物質を地球からなくすことに自分の一生を捧げることになるとは思いもしませんでした。

今ではよくわかります。私だけでなく多くの人がよくわかっています。母親たちが率いることもある市民の団体が、ラウンドアップや有毒化学物質の使用を中止するよう自分たちの町に訴え、成功を収めています。イリノイ州シカゴ、コロラド州ボールダー、メイン州ポートランド、そしてカリフォルニア州のマリン郡、アーヴァイン、ミッションビエホ、バーバンクは、貯水池周辺や、道路や公園の一部、あるいはすべてにラウンドアップの使用を中止させたコミュニティのほんの一例です。

ある日、同じ町に住む母親で、看護師として働きマムズ・アクロス・アメリカの財務役員でもあるナタリー・パフラスから電話がありました。彼女は電話口で憤慨しながら「たった今タンクを積んだトラックが家の前の道路に『ロデオ』（グリホサートを主とする除草剤）を散布したのよ」と言いました。その日、私たちは郡の農務局長へ苦情の申し立てを送り、研究論文のバインダーを持参してオレンジカウンティ郡のオフィスに赴きました。私たちとの話しあいと関係先への電話とメールのあと、そこの課長が代替品の使用を提案することに合意してくれました。また、多くの献身的な親たちの努力によって、私の息子の学区もより安全な化学物質や、根覆いや機械を用いた除草といった代替策を講じることになっています。これは私にとって特に重要でした。なぜなら次男のボディーが呼吸困難になり、喘息の症状が出たのは、市の職員が息子の学校の丘の斜面にラウンドアップを散布したあとのことだったと気づいたからです。自分の息子が呼吸困難になるのを目の当たりにするのは恐ろしいものです。息子の学区でグリホサート除草剤の使用が中止されたことに、私はとても感謝しています。

政治活動

ワシントンDCにある国立アメリカ・インディアン博物館には、美しい羽のついた頭飾りが展示されています。そこにはこう記されています。「ホーデノショーニーの五十の首長たちは、ずっと一族の母親たちによって選ばれています。また、彼女たちは、首長たちの仕事ぶりが悪ければ解任する権限も持っています」。ホーデノショーニー（イロコイ連邦としても知られている）のコミュニティは、母親の関心事とコミュニティの最大利益が一致するものだと信じているのです。

全国の母親が力を取り戻し、為政者らの責任を問い、政治を担う人になれば、私たちは食品産業を変えられるでしょう。食品の八五％を購入し、家族や学校、教会、そしてコミュニティの大黒柱であるお母さんたちは、選挙に投票するだけでなく、自ら政治を担うことができます。ただ、政治を担っても、担わなくても、私たちは今すぐにでも自分たちの食卓や家庭、街中から遺伝子組み換え作物やグリホサートをなくすことができます。

二〇一六年秋、私は光栄にもShaka Movementのベス・サヴィットの招待でマウイ島で講演し、ハワイの住民の、コミュニティや地球、水、そして家族へのUNSTOPPABLEな愛情とアロハ※を体験しました。住民たちは、遺伝子組み換えの開放耕地試験区域の中心地にいるにもかかわらず（マウイ島の一部地域では、六十を超える化学物質が一日に最大十九回散布されていたことが確認されている）、自分たちが変化を起こし、自分たちがコミュニティを守るという信念を持ち続けています。ハワイの運動家たちがその信念のために戦い公正に勝利した法案が、のちに化学企業側についた判事たちによって無効にされてしまってもなお、彼らは自分たちの声が変化を起こすことを信じています。化学物質が散布された、遺伝子組み換えの開放耕地試験区域の近くで暮らす何百人もの農場従事者たちや、グリホサート散布後に焼かれた砂糖きび畑からもうもうと立ちあがる有毒な煙の中で暮らしたり遊んだりしている子どもたちに、深刻な危害が及んでいるにもかかわらず、彼らは自分たちの行動が変化をもたらすと信じています。この不屈の信念はどこから来るのでしょう。それは彼らによって、実際に変化が起きているからです。

計り知れないほどの妨害や挫折があっても、毒素について学びそれを排除するために一歩を踏み出す人たち、たとえば、汚職に立ち向かったり、オーガニックのものを育てたり購入したり、市議会で発言したり、議会に立候補したりしている人たちが、自分たちのコミュニティに変化をもたらします。

アメリカ本土が行進をはじめる前に、ハワイで三千人規模の行進を実現した運動家や市民団体の前に立ち、私は圧倒されていました。私はこう言いました。

「私の夫は、権力者に訴えるのはやめて、今こそ自分たち自身が政治を担うときだと信じています。つまり、あなた方から多くの公職候補者が出る必要があるというこ

アロハ：愛、平和、思いやり、慈悲を表すハワイの言葉で、広く挨拶にも用いられるが、ハワイの原住民にとって、より深い文化的・精神的な意味を持つ。

とです。あなたの島で、政治を担う人になってください。あなた方には、あなた方のコミュニティを取り戻すチャンスがあります」。

その年の暮れに、聴衆の中にいた、市議会議員に立候補することを決めたいとおしい五人の顔をソーシャルメディアの投稿で見つけ、私は喜びでいっぱいになりました。法律によってではなく、彼らのアロハ、あるいは愛、平和への思い、島の人たちや土地への思いやりによって、彼らはハワイで大きく前進するはずです。その代表例として、二〇一八年五月に、ハワイは全米で初めて神経毒として知られているクロルピリホス（有機リン系農薬）を禁止する州になりました。最近公職に選出された運動家たちがこのことに関与しているようです。私たちも、彼らに続きましょう。

議員とつながりを持つことによって変化を起こすこともできます。カリフォルニア州選出の下院議員、テッド・リュウは、科学者のスティーヴン・フランツの話に耳を傾け、ワシントンＤＣの議会でグリホサート除草剤の状況説明会（ブリーフィング）をお膳立てしました。マムズ・アクロス・アメリカの夢が、一つ実現した瞬間でした。ある経験豊富な運動家からは「議会が運動家のために行動を起こしたことは一度もない。グリホサート・ブリーフィングもどうせ開催されないよ」と言われました。しかし、自分のことを運動家だとは思っていない一市民のスティーブンが下院議員に正しいことをするよう依頼し、その議員は言われたとおりにしたのでした。光栄にも、私は病気の子どもたちとともに悪戦苦闘する母親の代表として、高い評価を受けている科学者たちとともに、議会でのグリホサート・ブリーフィング討論会に出席しました。その部屋が国会議員たちでいっぱいになり、私は興奮しました。その後、私たちはＥＰＡ（環境保護庁）と面談し、私たちの実例を紹介しました。そのころ、フランス人分子生物学者のセラリーニとのやり取りに触発されていた私は、殺虫剤を評価する議員に「ラウンドアップの最終製剤に関して、血液分析を用いた長期間の動物研究を実施していますか」と尋ねました。「どのラウンドアップのことですか。何百とあるので……」と彼らは言いました。私は「どれでも構いません」と言い、彼らは「いいえ、実施していないと私たちは認識しています……」と答えました。

「それでは、どうしてそれが安全だと主張できるのでしょうか」。

私は憤慨しました。議長が会合を終わらせました。その後、おそらく政治的圧力によって、NTP（米国国家毒性プログラム）が最終製剤での安全性評価を実施することに合意しています。EPAは自分たちの評価は二〇一五年に完了すると言い、それが二〇一六年に延び……二〇一七年……そして二〇一八年……ですが、その評価の際に得られる発見に頭を悩ませることになるでしょう。評価研究の継続が許可されれば、結果によっては、グリホサートをさらに十五年間、再承認するかどうかの判断を左右することになるかもしれません。しかし、もしその研究が中止されれば、自分たちのコミュニティを守るために、自分たちが地域で行動することが非常に重要になります。

マザーズ・アクロス・ザ・ワールド

北京での食品安全会議のあと、私は十五ヵ国から集まった三十人の専門家とともに、世界的に有名な講演者、作家であり、環境保全のリーダーであるヴァンダナ・シヴァ女史と面談する機会に恵まれました。彼女から世界中の母親たちをつなぐためのマザーズ・アクロス・ザ・ワールドのウェブサイトを立ちあげ、活動を拡大させることを提案され、私たちは早速実行に移しました。マザーズ・アクロス・カナダ、マムズ・アクロス・アイルランド、マザーズ・アクロス・アフリカ、そして、マザーズ・アクロス・ジャパンが立ちあがりました。まだ初期段階ですが、世界規模のプラットフォームが世界中の交流を可能にしています。私は中国、オーストラリア、ニュージーランド、スイス、日本、そしてフランスでの講演に招待されたことがあります。どこの講演でも聴衆に健康問題を抱えている家族の人数を尋ねると、大体同じ数の手があがります。そのことに胸が張り裂けそうになりますが、同時にモチベーションが高まります。

遺伝子組み換え作物やグリホサートの制限措置は、アメリカよりもほかの国々のほうがはるかに進んでいます。二〇一四年に私たちが実施した試験で母乳からグリホサートが発見された際、ドイツやフランスといった欧州の国々は、農作物に乾燥剤としてグリホサートを散布する行為を中止させました。スリランカは、二万人（その大半がグリホサート除草剤を使用する農業に従事していた若い男性）が肺や腎障がいで亡くなってしまったあと、即座にグリホサート除草剤を禁止しました。二万人の中の何千人というスリランカ市民は、畑でグリホサート除草剤に触れる機会など一度もなかった女性や子どもでした。夫や父親とハグしたり、グリホサートが含まれた水を飲んだりした人たちです。スリランカ、エルサルバドル、サウジアラビア、クウェート、アラブ首長国連邦、カタール、バーレーン、そしてオマーンが、グリホサートを禁止しています。マルタ、オランダ、そしてアルゼンチンは、グリホサートを禁止する手続きの最中です。EU全体として、二十八の全加盟国が、化学企業の望むグリホサート認可の十五年間の更新を拒否しています。物議を醸している、ドイツの食糧・農業省長官の土壇場での心変わりで（メルケル首相の希望に反して）、グリホサート認可の五年間の更新がEU内で認められてしまいましたが、その後、フランスとドイツは三年以内にグリホサート除草剤を禁止することを断言しているため、EUも追随し、グリホサートを大幅に制限すると見られています。ベルギーやオーストリアでは、すでにグリホサートは禁止されています。何があろうと、グリホサートはEUから追い出される途上にあるということです。また、ニュージーランド、英国、フランス、そしてアジアには、国に先立ちグリホサート除草剤の使用を中止している地域があります。多数の学区や住宅所有者組合、大学、そして都市が、この有害な除草剤――そして、その他多くの毒素――の使用を段階的に停止しようとしているのです。世界中で自分たちのコミュニティから有毒化学物質を排除したいという切迫した思いを持つ人々を私はこの目で見てきました。化学物質時代の終焉のはじまりだと私は信じています。

海外で講演する際に、私はいつも、人助けのために自分にどんな話ができるのかを考えています。私は科学の専門家でも医者でもありません。しかし、あなたがあなたの子どもやあなた自身の専門家であるように、私も母親の達人です。どの国でも演壇に立つ際には、聴衆であるすべての人も私と同様に、自分が自分自身の健康や家族の健康の専門家だと感じているのだと思うことに決めています。

私たちへの食料供給は、地球規模の問題です。したがって、食品による健康被害も地球規模です。中国、日本、そしてニュージーランドでの講演後に、母親たちのグループが私のところにやってきて、食物アレルギーによる発疹や命にかかわる体験、がんや自己免疫疾患などあらゆる恐ろしい話をしてくれたときには、気持ちがひるんでしまいそうになりました。こうした母親たちは絶望を感じ疲れ切っています。ですが、決してあきらめてはいません。

また彼女たちは、子どもたちの健康に改善が見られたアメリカの母親たちの話を私が伝えたことに、非常に感謝してくれています。彼女たちはこれまでに多くの解決策が見つかっていることにとても安堵し、自分たちも行動を起こしています。中国では仏教徒の農家の人が私に近寄ってきて、私の両手を握り締め、真剣なまなざしで私を見つめ、「中国の十億人の人とお母さんに代わって、あなたへ感謝を伝えます」と言ってくれました。私は涙が込みあげました。彼女が感謝しているのは私に対してだけでなく、答えを見つけようと必死になり、真実を共有し、仲間外れにされる危険を冒しながら、当局に対して声をあげたお母さんたち全員に対するものだということがわかりました。皆さんにも、私と一緒に彼女の感謝の気持ちを感じてもらえたらと願っています。

二〇一五年春、オーストラリアとニュージーランドへ赴きました。ＭＡＤＧＥ（遺伝子組み換えをわかりやすく説明し、おいしくて体によい食事を支持する母親団体）とＧＭＯフリーゾーン・ニュージーランドの招待で、医者よりも毒素や健康について知識が豊富な、大勢のお母さんに会いました。人体の機能や、食品とともに作用する特定のビタミンやミネラルの相互作用を学ぶ彼女たちの力には驚かされました。遺伝子組み換え作物を拒絶する世界中の母親たちは、アンチ科学ではありません。彼女たちはむしろ、科学をとても支持しています。現に、彼女たちは医者や食品メーカーよりも、はるかに科学について学んでいます。彼女たちは科学研究の文献に目をとおし、理解しているからこそ、遺伝子組み換え作物を拒絶しているのです。

二〇一六年十月、オランダのハーグの国際司法機関でモンサントに対する裁判が行われました。Navdanya、オーガニック消費者協会、欧州市民フォーラム、農薬行動ネットワーク、そして草の根の民衆議会のメンバーたちが同時に裁判を起こしました。私は裁判で証言した最初の二人が母親だったことにとても感激しました。妊娠中にグリホサートに晒され、赤ちゃんが出生異常を伴い、多くの手術を受けている最中でした。のちに、私が民衆議会の殺虫剤に関する研修会で講演し、アメリカの子どもたちに及んでいる危害について詳しく説明すると、聴衆の顔に衝撃が走るのがわかりました。もはや出席者の誰の心にも、グリホサート除草剤や遺伝子組み換え農業、そして農薬漬けの農業システム全体が私たちを毒し、私たちの地球の生命を殺している、ということに反論の余地はありませんでした。

二〇一七年四月には日本で十日間の講演ツアーを決行し、遺伝子組み換えへの関心を高める会合で数百人の熱心な母親と一緒にグループ写真を撮った際、私は感動を覚えました。この会合では自然農法テクノロジーに関して科学的に証明された事実や、種子共有プロジェクト、関心を高めるための方法を皆で話しあい、ともに踊りや音楽、寸劇、そして笑いも楽しみました。こんなに楽しそうな運動家たちのグループに会ったのは初めてでした。目の前に計り知れない困難があったとしても、彼女たちは子どもを守るために前進し続けるはずです。

私は日本でコミュニティの信じられないような努力の証を山ほど目にしました。私を招待してくれたグリーンコープが、組合員によって運営されている施設を案内してくれました。生活困窮者のための自立支援施設、ファイバーリサイクルセンター、保育園、ソーラー発電施設、そして組合員の自宅で開かれているグリーンコープのお店を訪問しました。すべてのプロジェクトが、生産者から直接食べものを購入するグリーンコープの組合員たちによって立ちあがったものでした。思いやりのあるグループとつながりを持つと、ほかのコミュニティの健康や安全の問題が突如として自分の問題になるものです。これが私たちがより強くなる方法——コミュニティとつながりを持ち、皆を代表して行動を起こすこと——です。こうした組合員たちは、たとえば学校や自立支援施設での健康的な食べものの必要性をコミュニティの中で感じ、グリーンコープの理事たちに助けを求めました。理事会は全員母親たちで構成されていて、提案を検討したり、そのプロジェクトを支援すべきかどうかを話しあって決めています。その人たちの活動は、食べものの周りに集うことでコミュニティがはじまり、最終的には社会の構造を変化させるというすばらしい例です。

東京を拠点に食べものの交易を行うオルター・トレード・ジャパンは、スカイプ・コールのグループを経由して、私とフィリピンの母親たちとをつなげてくれました。彼女たちは、近所の農場での殺虫剤の使用や、農場従事者たちの赤ちゃんの出生異常など、自分たちのコミュニティでの健康被害について伝えてくれました。私はフィリピンのAutism Speaks（自閉症について話をする、という意味の非営利団体）から、二〇一四年の一年間に、フィリピンの少なくとも百万人、あるいは、三十三人に一人の子どもたちが自閉症と診断されたことを学びました。また、日本と韓国の自閉症や発達障がいの割合は、その時点——二〇一七年春——でアメリカより二～三倍多く、六十八人に一人の子どもたちがそう診断されていることを知りました。愕然としました。私はその子たちのほうがアメリカの子たちよりも健康だと思い込んでいたからです。ワクチンに含まれる毒素、食べものに含まれる殺虫剤、あるいはそれらが組み合わさった際の影響を比較する研究がないため、なぜこのようなことになっているのかはいまだにわかりませんが、アジアの人たちは私たちアメリカ人よりもはるかに多くの大豆を食べ、その九九％がアメリカから輸入されている遺伝子組み換えの大豆であることが主な要因ではないかと私たちは疑っています。また、アジアの人たちは遺伝子組み換えの原材料や、殺虫剤が散布された原材料を使用する国々から食べものを大量に輸入するため、農作業やワクチン、また核廃棄物に含まれる毒素の影響を受けています。二〇一七年十一月に、フィリピン政府が遺伝子組み換え作物を即座に、かつ、完全に禁止することを宣言したことを知り、私は興奮しました。この大胆な措置は健康問題をよい方向に向かわせるのに、必ず大きな役割を果たすはずです。

同年十二月には、NHIS（国民健康調査）から、アメリカの子どもの三十三人に一人、また、二十八人に一人の男子が自閉症スペクトラムと診断されていることを示す新たなデータが浮かびあがってきました。

世界中で、お母さんたちが自分の家族の健康を守るために、食料品店や診療所、そして国会議員会館で道を拓いています。私たちは、遺伝子組み換え作物や毒素がすぐに子どもたちの健康に影響することを目の当たりにしています。私たちはこれからも、子どもたちを守るために必要な行動を起こします。ハワイの人たちが言うように「愛するものを〝私たちが〟守りましょう」。

マザーズ・アクロス・ザ・ワールドには、次世代が毒されるのを阻止するために立ちあがる母親たちを支援する潜在的な力があります。私たちには、真実を共有し、汚職をやめさせ、世界を変える力があります。

とんでもない量の情報を捌くこと

私がマムズ・アクロス・アメリカを創設したころは、遺伝子組み換え作物に関する記事が週に一度でも出ればラッキーなほうでした。グリホサートに関する報道は一切ありませんでした。何一つとして、です。今日、私のグーグル・アラートは、遺伝子組み換え作物、モンサント、あるいはグリホサートについて、毎日多数の記事が掲載されていることを私に知らせています。すべてを取り込もうとすると、とんでもない量になることがあります。しかしこの量こそ、大勢の運動家やＮＰＯがこの問題についての関心を高めるためにやっている偉大な仕事の証です。この問題が注目されることで、私たちの健康によい影響をもたらすかもしれない新たな情報が日々発見されていることに、胸が躍ります。

こうした情報に、私がどう対処しているかをここで紹介します。

私は、多くの人が乗り気でない記事を選別する作業を、サービスの一環だと思って行っています。あなたにも、その作業をサービスの一環だと思うことをお勧めします。週末に二〜三時間外出してチラシを配ることはできないかもしれませんが、五分で一つの記事やメールを投稿して数百人へ知らせることは絶対にできます。こうした問題への関心を高めることに献身的なＮＰＯのリーダーにならなくても、あなたは家族の健康のためのリーダーです。あなたがオーガニックのお菓子を持参したり、子どもに野菜を食べさせるよう努めたりしていると、サークルの女性たちやコミュニティの人たちから尊敬されます。それは必ず誰かの目に留まっているものです。私を信用してください。

情報を提供することで、あなたは「オーガニックな女性」あるいは「ちょっと変わった遺伝子組み換えの人」として知られるようになるかもしれません。それは最高の誉め言葉です。あなたが、何かに対して立場を表明している、ということです。自分がその立場を表明していることを受け入れてください。GMO、グリホサート、遺伝子組み換え（genetic engineering）という言葉にグーグル・アラートを設定して、その話題に関する国内外のニュースの知らせが来るようにしてください。マムズ・アクロス・アメリカのニュースレターを申し込んでください。オーガニック消費者協会（Organic Consumers Association）やサステイナブル・パルス（Sustainable Pulse）のニュースレターを申し込んでください。ニュースを取り込む人になりましょう。五～十分もかかりません。毎日、あるいは少なくとも週に一度、重要な記事を一～二つ探して、メールリストのすべての人たちに配信したり、重要で信頼性の高い記事のネット上のリンクを知らせしたりする人になってください。そうすれば、あなたはコミュニティの情報供給源となり、真実を提供する信頼の置ける発信源となるでしょう。そうすれば、ブログを書く必要もなくなります。

第八章　リーダーシップに足を踏み入れる

自分にはできないと思うことをやってみなさい。
――エレノア・ルーズベルト

二〇一二年十一月二日、住民投票当日の夜。少なくとも六十人ほどからなるグループの人たちと一緒に、屋内のテラスに準備された椅子に腰かけていました。私の家族や私、そしてそこにいる全員が、カリフォルニア州法Prop37、遺伝子組み換えの表示を求める住民投票が可決されるかどうか、手に汗を握り、身を乗り出して行方を見守っています。私たちのリーダー、ポーラはテラスの前方に立ち、すべての人たちの尽力に、丁寧に謝意を述べています。

私は、毎週金曜日に自分が買い物をするファーマーズマーケットでチラシを配った、という自分の住民投票の運動へのかかわりについて考えます。私は手伝っただけで、リーダーシップの役割は担わなかった。リーダーになると責任を背負うと思っていたので、リーダーになることを恐れていたのです。助っ人であればそこまで責任が求められないので、あまり怖くなかった。しかしポーラは、それぞれの貢献をその場にいる全員へ紹介し、謝意を述べるために、私のような助っ人ボランティアにもその場に立つように促していました。その瞬間私は、助っ人でも自分なりのやり方でリーダーを務めたのだ、助っ人ボランティアは町のリーダーだ、と理解しました。助っ人としての貢献であっても、皆からその貢献が認められるなら、皆にとっては助っ人もリーダーの一人なのです。恐怖心は次第に和らぎはじめました。そして、私だってリーダーだったのだと思いました。自分が住民投票の運動期間中にやったことに対して段々と気分がよくなってきました。しかし同時に、不思議に思いはじめました。私がもっとリーダーシップを引き受けていたらどうなっていたのだろう。もし私の行動が違ったものだったら何かが起きていたかもしれない。町の人たちは賛成票を投じていたかもしれません。可能性はあります。そして将来はどうでしょうか。私が食品業界を変える役割を自分に負わせたらどうでしょうか。私はリーダーシップがチャンスに思えてきました。

その日、夜も更けたころ、表示義務化の住民投票で私たちは僅差で負けた（法案が通過しなかった）という知らせを受けました。私は真っ暗な駐車場へと歩き出し、この数ヵ月の間に抱いてきた期待が、たった今とてつもなく大きな落胆を伴って自分から遠ざかっていくのを感じました。心のダムは決壊し、暗がりの中で泣きました。人目も憚らず涙を流しました。いつも元気いっぱいのキャスリーンが「これはほんのはじまりに過ぎないわ。これからも闘いましょう」と言ってくれました。彼女の決意にとても驚きました。私は彼女の両手を握り締め、お礼を言いました。彼女はマムズ・アクロス・アメリカ発足当初、私を手伝ってくれました。彼女がくれた希望と思いやりは一生忘れません。

それでも、私は車の中で泣き続けました。すると当時九歳だった長男のベンが暗闇から静かに声をかけてくれました。「ママもよく知ってるとおり、スターウォーズにだって六つのエピソードがあったんだから」。突然、喜びが湧き立ち、思わず笑い声が出て、悲しみで締めつけられていた私の心は解放されていきました。息子が機転を利かせてくれたおかげで、私は楽しくなってきました。「そうよ、あなたの言うとおりだわ、ベン。それに、彼らにはヨーダがいたわ」。私たちは笑いました。ここからまた、新しいエピソードがはじまると思うことができました。おそらくこのとき、私はリーダーになることを自分に課したのでしょう。私の心は息子への愛でいっぱいになりました。息子の知恵は、私のありとあらゆる落胆を晴らしてくれます。息子の明晰さは私を奮起させてくれて、今でも日々やる気にさせてくれています。

新鮮な空気で自分を浄めるように深呼吸をすると、再び人生への希望で満たされました。そうよ、時間がかかるのよ。多くの人がいまだに遺伝子組み換え作物や自分たちの健康に及ぶかもしれない危険について知らない。私は食品業界を変える人になることを決めました。すべてを自分一人で成し遂げられるわけではありませんが、ほかの誰かが何かしてくれるのを待ってはいられませんでした。私が今、行動を起こさないと。

翌日私の頭は、私には何ができて、何をすべきだったのか、次にできることは何か、ということでいっぱいになりました。

子どもたちが以前通っていた学校の校長先生に、私が貸した『Genetic Roulette（遺伝子組み換えルーレット～私たちの生命のギャンブル）』の感想を聞いてみました。彼は「モンサントが本当にそこまで悪いとは思えない」と言いました。はらわたが煮えくり返りました。同じ日に、ＰＴＡの会長が私に近寄ってきました。私はちょうど、PTAという言葉は取り払って、学校の親たちとつながるためにフェイスブックのページを立ちあげたところでしたが、PTAの会長は私に「遺伝子組み換え作物に関する投稿が多すぎる。それはPTAの問題ではないので、フェイスブックのページを変更するように」と言ってきました。学校給食に使われる食べものがPTAの問題ではないのでしょうか。翌朝、私はまだそのことに悩んでいて、また泣いていました。夫はこう言いました。

「ゼン、君は小さな学校にこだわりすぎて、ストレスになっているよ。あの人たちは食料供給について本当に何もできないんだよ。そういうしくみなんだ。君は今すごく小さな試合をしている。これは国家レベルの問題なんだから。もっと大きな試合をしなきゃ」。

夫の言葉に私は驚きました。夫は私に、ランドマークという教育会社の個人開発プログラムを受けていたときのことを思い出させてくれました。そのときカルロス・ロペスというコーチは私に「ゼン、リーダーシップの蓋を取ってみませんか」と言いました。コーチは微笑み、やさしく言いました。

「あなたは、自分にできることには限りがあると思っていますね」。

「ええ、そのとおりです。私にできることには本当に限りがあるんです」。

「それがあなたの蓋です。あなたが抱くリーダーシップに対するその蓋を取ってはどうでしょう。何が可能になりますか」。

私はその意味を理解しました。「自分にできることには限りがある」という自分の蓋を認識しました。以前から持っていたその蓋に、私は気づくことさえありませんでした。それは自分が思い込んでいる現実で、自分はその蓋に制約されていると理解しました。自分を制限しているのは、自分自身の視点でした。コーチの言っている意味がわかりました。「自分にできることには限りがある」と考えることをやめたら、どんなことでも可能になる。大統領にだって、宇宙飛行士にだって、何にだってなれる……そうなりたいわけではありませんが、コーチの言っている意味はわかりました。

私は夫からもっと大きな視点で、全国規模で考える力をもらいました。またカルロスコーチは、私に自分の蓋に気づかせてくれて、それを外す手伝いをしてくれました。私は当事者意識（オーナーシップ）とリーダーシップを自分に課しました。そして、自分のあらゆる可能性を受け入れました。

自分が主導権を握る。自分が本当に望むことを追求する。今すぐに。

成功は、多くの場合、失敗が不可避であることを知らない人によって成就される。
——ココ・シャネル

マムズ・アクロス・アメリカを創設する前、私はファッションデザイナーとしてニューヨーク、モントリオール、香港、ロサンゼルスで七年ほど働き、自分の子どもたちを育てるために仕事を辞めました。第一子が生まれてから、ボディケア製品に含まれる毒素が気になるようになりました。また、自分には睡眠不足に起因する健康問題が生じていたので、自然のラベンダーを集めた健康商品を企画し、見本をつくり、生産しました。そのラインを「Zen's Purple Garden」と名づけました。しかし、「Zen」という名前の商標を持つ日本の化粧品会社が私の商標に反対し、「Zen」という名前を商標登録しようがしまいが、その名前自体どんなものにも使用することはできない、とまで言ってきました。

私は「あらゆることが可能である」という教えと姿勢を貫き、弁護士を雇い、商標にはしないので、その会社と交渉して、その名前を私の望むものには何にでも使えるようにしたいということ、私はただ自分のしていることを続けたいだけだということを伝えました。弁護士からは「自分の経験から考えて失敗は避けられない」と反対されました。「そのためには、二万〜十万ドルの資金と二〜五年の時間を要し、それでもあなたの望むものは得られないだろう」と言うのです。

私はこう返しました。

「いいでしょう。私は『あらゆることが可能である』という信念を持っています。二千ドルと三ヵ月ならあります。会社に提出する書面の作成を手伝ってくれませんか」。

弁護士は引き受けてくれましたが、ラベンダースプレーのことは要求に入れないという譲歩をするように勧めてきました。その会社の香水にあまりに似ていたからです。しかし、私は弁護士の提案を拒否しました。自分の望むものすべてを要求したかったからです。

私自身が自らに課した締切の当日、午後五時になって弁護士から電話がありました。

「先方はあなたの望むすべてのことを承認しました。あなたが実現できる可能性はゼロに等しいと思っていましたが、あなたはそれをやってのけた」。

私は、自分がやりたい限り自分の会社を経営しました。それは実に七年になりました。

私は自分の中に、UNSTOPPABLEな（あきらめない）ものを感じました。のちに、いつの間にか自分が未知の領域である遺伝子組み換え作物の世界にいて、そこでこのときの教訓を思い出す必要があることに気がつきます。

月をめざす

ノーマン・ビンセント・ピールは言います、「月をめざしなさい。たとえうまくいかなくても、どこかの星に着陸するでしょう」と。多くの人は、たとえ月に行きたくても、月をめざしません。その代わり、もっと「地に足のついた」、「無難な」ものを追求し、望んでいたものよりも結果が小さなものになってから失望するのです。

だからこそ、遺伝子組み換え表示の住民投票で負けたのだと思います。私たちは無難なものを求め、最も当たり障りのない最も安全な結果を求めました。「四つのシンプルな単語、『Made With Genetic Engineering（遺伝子組み換えでつくられた）』を商品包装に表示しましょう」と。実際に自分たちが望む、完全な禁止を求めたわけではなく、識別だけを要求したのです。ですから、私たちは、これくらいが無難だと考えたものよりもさらに小さな、記号、コード、電話番号、あるいはウェブサイトを表示する、という妥協しか得られませんでした。「遺伝子組み換え作物」（GMO）という言葉は、食品包装のどこにも登場せずにすむことになるでしょう。しかし、それでは表示とは言いません。バーモント州、メイン州、コネチカット州では、GMO表示をやめるために「The Safe and Accurate Food Labeling Act of 2015（安全で正確な食品表示運動）」が行われ、その他の四十州も、この動きに追随する可能性がありました。

この運動の名称は誤解を招くもので、これは食品をより安全なものにするための行動ではありません。また、コストの議論を持ち出すのも、誤解を招きかねません。食品価格の上昇は表示のせいではありません。事実、二年以内に四つの単語(Made With Genetic Engineering)をラベルに表示していれば、その間に食品価格が上がることはなかったでしょう。しかし、政府の態度は明らかに化学企業に迎合したものでした。

遺伝子組み換え表示の住民投票の際、なぜ私たちは、「禁止」あるいは少なくとも「警告表示」をめざして戦わなかったのか、と同じ理念を持つリーダーたちに尋ねました。返ってきた答えは、「その戦略を取っても効果がない」というもので、私は驚きました。私以外の運動のリーダーたちは、禁止や警告表示を求めれば、勝てないと思っていたのです。私の考えが甘かった。私は自分よりも「システムがどのように働くか」を知っていたリーダーたちの方が事態をよく把握していると思い、自分よりも彼らを信じました。私たちは皆、何かを勝ち取りたかったのです。私たちに勝ち目がないとわかっていて、それでも四つの単語を表示さえできれば、少なくともそれがスタートになると思っていた。それで遺伝子組み換え作物が認知される、人々が選択できるようになる、と。

今では、そのころの私の選択に何が欠けていたのか、よくわかります。私は住民投票の運動中、自分が本当に望むもののために戦うよりも、「無難な」運動を応援するほうを選択しました。しかし本当は、食品、ワクチン、家庭、そして環境からすべての遺伝子組み換え作物と毒素を排除したい。私は自分の子どもたちにどんな食事を与え、どんな治療を受けさせるのかを選択する自由がほしいのです。その実現のために、政府が恭しく禁止してくれるのを待つ必要はありません。私たちには、地域単位のコミュニティの行動をとおして、私たち自身で遺伝子組み換え作物を禁止することができます。私たち皆が、自分を信用し、情報を知り、解決策を学び、自分のやっていることが未来の世代に最善であることを理解するだけでよいのです。私の場合は、私が気にかけている限り、家族にはすでに遺伝子組み換え作物が禁止されているので、私の目の届く範囲では子どもたちは安全でした。しかし、私の関心はもっと大局的なところにあったので、自分が望むことよりも小さなことを求める選択は、もうしたくありませんでした。

ロバート・フリッツは言います。「もし可能性のあるものや無難なものだけを選択するならば、あなたは本当にほしいものを手に入れることはできない。残るのは妥協だけだ」と。健康と自由のための運動であろうと、どのような取り組みであろうと、運動のリーダーたるものは皆、権力側に本当に望むものを求める前に妥協してしまうことのないよう、私は願っています。あなたの持つ力を投げ出さないでください。

可能性とは何か

食料供給の現状を理解するようになると、今度は、私の行動が食品業界の改善に貢献するとすれば、その行動とは何だろう、どうすれば最短の時間でできるだけ多くの人の心を動かし、その人たちに遺伝子組み換え作物について知ってもらうことができるだろう、と考えるようになりました。

最初に思い浮かんだのはお母さんたちでした。母親たちは購買力を持っていて、経済に大きな影響を与えます。さらに、大衆は母親たちを信用しています。大衆は、私たち母親の唯一の関心事が、家族の幸福にあると知っているからです。初めに、私はワシントンDCで行進することを思いつきましたが、母親たちが限られた予算で、ベビーカーに乗せた赤ちゃんを連れて、飛行機に乗って、広野を横断して集まる可能性は低いとわかっていました。

次に、ジェフリー・スミスが、ロビン・オブライエンの「Patriotism on a Plate（簡単に手に入る愛国心）」というフレーズとともに使用した「転機」という発想を用いてみました。私たちが何百万人ものアメリカ人を説得して、私たちの国の関心事が遺伝子組み換え作物を拒絶し、それらを食料供給から排除することにある、と納得させることができればどうでしょうか。私の意識は地方のパレードへと向いていきました。七月四日の独立記念日のパレードです。何百万の人たちが集まる愛国的な行事です。あらゆる場所のお母さんたちがそれぞれの場所で単に参加するだけ。これは効果がある。仮設トイレ、さまざまな許可、そして警察はすでにそろっているし、ほかの誰かが企画してくれるし（楽チン！）、タダかちょっとお金を出せば参加できるし（お手頃！）、群衆は私たちを無視できないはず（効果的！）。それに、パレードを撮影しているカメラに私たちが写るかもしれない。私たちは、道路に列をなす何千という人たちの行事に参加し、それがたった一日で全国の数百万人に届くかもしれない。笑顔で、近所の人たちに直接チラシを手渡すことができるかもしれない。何千もの人たちに情報を知らせて、今度はその人たちが何千という友人へ伝えてくれる。私たちは友好的な楽しいお祭りのように、その行事をたくさんの家族の転機にできるかもしれない。

そのアイディアを夫に伝えると、夫は「わぉ。それは大規模だ。とてもいいよ」と言ってくれました。けれどもすぐに、心配そうな顔をしました。夫は、私が多くのことを引き受けすぎると思っていました。

「わかっていると思うけど、君がアイディアを思いついたからって、君が絶対にそれを実行しなきゃいけないって意味じゃないからね」。

「そんなー」。私は、澄みきった青空のようにはっきりと言いました。「これは私がやるべきなの」。新たに生まれたエネルギーで私はゾクゾクしていました。すばらしいアイディアだという確かな予感がしました。ですが、実際には新しいアイディアというわけではありませんでした。毎年、何千という団体が独立記念日のパレードに参加しているのです。ただ、私たちの目標に対して全国的な運動家による援助が行われてこなかっただけでした。

これがとても大規模な事業になること、また多くの労力を要することがわかっていました。ウェブサイトのつくり方、全国的な行事を形にする方法、あるいは、横断幕や用具を使ってどのように行進を応援すればいいのかを知りません。資金集めのやり方や非営利団体のはじめ方も知りませんでした。ランドマークの授業で、講師が生徒たちに向かって、「あなた方は、なりたい自分になるために、これから自分の分子を再配列しなければなりません」と語りかけたことがありました。講師はこう説明しました。

「あなた方が大きな試合——大きくて、困難で、大胆な目標——に臨むとき、あなた方はほかの人たちに影響を与えたり、あなた方の人生で問題となっている事柄を変えたりする。その可能性を創造するときのあなたと、実際にその可能性の実現を迫られているときのあなたとは違う。あなた方はその過程で分子を再配列する必要があるでしょう……。本質的に、今のあなたを発展させたり、自己改革したりするために」。

わかった。仕事を得たときの自分と、一～二年後にその仕事で成功を収めている自分は、同じではない。多くのことを学び、変化し、成長し、古い習慣を捨て新たな習慣をつくり、新たな関係やチームを築き、自分の望む結果にたどり着く必要がある。そのときの自分は、もう違う人格なのです。自分が宣言した、なりたい自分になるために分子を再配列した人格です。この考え方に私は興奮しました。と同時に、そうならなければと思いました。

次の質問に本気で答えられたら、あなたは世界を変えることができるでしょう（ただ、まずは自分の蓋を取ってね）。

どうやってあなたの世界を変えるか……どうやって世界を変えるか

一、あなたの望みは何ですか。
二、どんな問題を解決したいですか。
三、世の中、またはあなたの人生をどんなふうにしたいですか。
四、あなたは今、何に全力を注いでいますか。
五、どんな行動からはじめられますか。

私の答えはこうでした。

一、私たちの食品から、遺伝子組み換え作物や有毒化学物質を排除したい。
二、病気の子どもたちや家族の問題を解決し、彼らがよくなるようにしたい。
三、子どもたちの食品や環境が安全な世の中にしたい。
四、健康と自由（今も変わっていません）。
五、私にはこんな行動ができると思う。独立記念日のパレードへの参加を呼びかける。最短の時間でできるだけ多くの人にこの話題について知ってもらい、食品業界と世の中の両方を転換するための変化を起こす。

独立記念日のパレードに参加するという全国的な運動を形にするのは、気の遠くなるような作業でした。けれども、それがどんなに美しいものになるだろう、と思い描くと、何一つ気になりませんでした。それぞれの地方のパレードで、古くからの友人や新しい友人たちが手を取りあい、笑顔で手を振りながら、楽しい方法で人々の関心を高めながら歩いてくれる。コミュニティのメンバーたちがつながり、お互いに耳を傾け、自分はもう一人じゃないと感じ、今度は誰かが食べものをとおして自分を癒やす方法を見つけられるよう応援する。ポテトチップスを食べ、ソーダを飲みながら歩道に座っている、近所に住む観客たちが、お互いに肘を突き合って「遺伝子組み換えって何？」と言っている。興味を持つことで、彼らは健康につながる新たな道を知るかもしれない。自分の家族や未来の世代に警鐘を鳴らしてくれるかもしれない。どれだけ多くの人の人生を一変させるものになるでしょう。学ぶべきこと、やるべきことがどんなことであっても、それは価値のあるものだということが私にはわかっていました。

そうね、でも……

アイディアを思いつき、そのことに段々ワクワクしてきたら、一方で、それを実行すべきではない理由も浮かんできます。あなたの頭の中の検討チームはこう言うでしょう。そうね。でも……。

・私にはどうすればいいかわからない。
・私はとても疲れている。
・私は忙しすぎる。
・私には十分なお金がない。
・私は人に助けを求めるのが苦手。
・私はこの分野の専門家ではない——ふさわしいとは思えない。

わかります。こうした考えが浮かんでくるのは避けられません。
そこで、頭の中の検討チームの圧力を排除する言葉を言うことにしましょう。

「So what（だから何）？」

わからない、疲れている、十分なお金がない。だから何？　あなたはこれを無神経な言葉と取るかもしれません。もちろん、あなたは自分の健康や幸福に配慮し、自分の義務や家計に責任を負う必要があります。誰もあなたにそうした責任を放棄するよう頼んでいるわけではありません。ですが、そうした心配のもとに決断を下すべきなのでしょうか。あなたにとって、もっと大事なことは何でしょうか。

「自分には、浮かんだアイディアに命を吹き込み、百万という人たちを応援し、その上、自分の義務も全うすることができる」とあなたが自覚すれば、それを実現することになるでしょう。この先、難しい選択を迫られることもあります。この先、家庭や職場、社会生活でのほかの義務を全うするために、他人に協力を求めなければならない場面もあります。この先、挫折や失敗に直面することもあります。だから何だと言うのですか。大したことはありません。あなたにはコミュニティがついています。あなたはもう一人ではないのです。

難しい選択を迫られること、人に助けを求めること、他人をコントロールするのをあきらめること、責任を委譲すること、成功するかどうかわからないものを引き受けること、挫折に直面して苦しむこと、そして、失敗すること。そのすべてに、何かすばらしい意味があります。あなたは今、何か大きなことをしようとしているということです。

あなた自身よりも大きく、あなたの心配を越える何か大きなこと。そんな大きなことを実行するというのは、人生を充実させ、豊かでよいものにします。あなたの使命が何であるかがはっきりすれば、ほかのあらゆるものが明確になり、意味を成すようになります。

「ＢＵＴ（でも）」という言葉は、大抵、失敗への恐怖や、挫折を避けたい、人から悪く見られるのを避けたい、という恐怖が発端になります。ランドマークのリーダーだったマーク・スピルトスは私にこう言いました。

「きちんと決着をつけることを恐れてはいけません。挫折（ブレイクダウン）は突破口（ブレイクスルー）につながるのですよ。あなたがブレイクダウンに直面していないとすれば、あなたは何も大きなことをしようとはしていないということです。ブレイクダウンを招くことは、あなたの人生にとって価値のあるものだと思ってください」。

私はいつもこう自分に言い聞かせます。パレードの計画を手伝うと言ってくれたボランティアの人たちが来なかった、お店が私たちを応援するための寄付をしてくれなかった、今にもブレイクダウンが起こりそう……。そんなときは必ずその角を曲がったところにブレイクスルーがある、と。ブレイクダウンを恐れず、それがブレイクスルーにつながる道だと、そう心から思うこと。これは、UNSTOPPABLEでいるための主要なエネルギー源です。

食料システムの誠実さの欠如はブレイクダウンですが、食べもの運動はブレイクスルーです。マムズ・アクロス・アメリカの設立からわずか二〜三ヵ月後に、私たちは勇敢な方法で団結しました……百七十を超える母親の団体や支援者たちが遺伝子組み換えの情報が書かれたチラシや横断幕を持ってパレードに参加し、その数は、地域単位で数十万、国単位で数百万に達したのです。

最初のパレード

僕はすっかり目が覚めた。この上なく最高な夢を叶えることができる。
――ローレンツ・ハート

何ヵ月もずっと想像を膨らませてきたことがついに現実になるとき、人生は非現実的なもののように感じられます。なぜなら、現実は絶対に自分が想像していたとおりにはならないからです。時にそれは、想像よりも大きく、輝かしく、美しいものになることもあります。私にとって、マムズ・アクロス・アメリカの独立記念日のパレードがそうでした。現実に起こっていることだとは信じられませんでした。なおかつ、まさに正しいことをしているという気分でした。

快晴のコネチカット州。私たちは、魅力的で豊かなマディソンという町にあるStop & Shopの駐車場に集合しました。チアリーダーや消防士、ちっちゃな車や屋台、トラックを運転する男性たち、いろいろな団体が集まってきました。ここ数ヵ月で感じたことのないほど生きているという実感が湧きました。緑の葉の木々が並ぶ道路は、ビーチチェアに腰を下ろすパレードの見物客でいっぱいでした。

私の家族は全員、「GMO（遺伝子組み換え作物）? We're NOT Buying It!（私たちは買わない！）」や「LABEL GMOs NOW! Because We Said So!（今すぐGMOsを表示して！　なぜなら私たちがそう言っているのだから！）」と書かれたTシャツを着て、手づくりの看板を抱えました。

午前十時ごろ、私たちが出発する順番です。地域リーダーのカレンと私は、それぞれ自分の息子の手と横断幕を握り、歩き出しました。私たちがまさに今、パレードの中にいて、これが全国で行われているなんて、とても信じられませんでした。私はワシントン州で実施される十四のパレードを支援しているローリー・オルソンのこと、フロリダ州全体で十二のパレードを率いてくれているリーダーたち、カリフォルニア州ハンティントンビーチのパレードで二十万の参加者を率いるカスリーンとジョンと大きな団体のこと、そして全国規模では百七十を超える団体が参加し、その日だけで数百万人に達していることに思いを馳せました。パレードのメイン通りに差しかかる角を曲がると、道の両側には大勢の家族が直線に並び、全員の視線が私たちに注がれていました。私たちは車道を行進していましたが、両サイドの歩道まであと一メートルもないところまで広がっていました。手を振り、微笑み、遺伝子組み換え表示を繰り返し訴えると、数千人という見物客が私たちに拍手を送り、手を振ってくれました。見物客の中には「遺伝子組み換えって何？」と尋ねている人もいました。私は喜びにあふれました。ミッション達成！

妹のチーと義理の弟のティムは、娘のカイアと私の三男のブロンソンを乗せたリアカーを押して進み、兄のタオは、見物客の顔を覗き込む私の次男のボディーを乗せた買い物カート（遺伝子組み換えフリーの買い物客だという標識を掲げたもの）を押して進みました。義理の姉で医療従事者のエイミーは、アメリカ国旗を模したプレートを振りながら微笑んでいました。私の長男のベンは大勢のコネチカット州の住民とともに、私の隣で誇らしげに行進しました。

母のメイヴィスは当時七十二歳でしたが、ほかの参加者たちとおしゃべりをしながら、お手製の看板を抱えていました。マサチューセッツ州から駆けつけてくれた一家は全員おそろいの「Ｎｏｎ‐Ｇ

MO」の黒いTシャツを着て、行進に加わってくれました。彼らは見物客のところへ駆け寄って、何千枚というチラシを配ってくれました。また、定期的に全員で、私と農家のハワード・ヴリジャーが一緒に書いた曲、『This Land We Want GMO Free（私たちはこの土地をGMOフリーにしたい）』の出だしの二行、「This Land Is Your Land, This Land Is My Land.（この土地はあなたのもの、この土地は私のもの）」まで歌いました。楽しかった。たくさんの、献身的で寛大な人たちに出会い、彼らと瞬時につながっているという気持ちになれるのは、天からの恵みのようでした。

パレードの最中、私はチラシを配ってくれていた男の子と場所を代わってもらいました。自分たちのパンフレットを配り、人々の目を見て「遺伝子組み換え作物について、理解を深めてくださりありがとうございます」、「私たちはあなたのご家族のますますの健康と幸せを願っています」、「遺伝子組み換え作物のこと、ご存知ですか。あなたの人生を変えるものですよ」と言って回るのはとても楽しかった。その人たちと目が合うと、今まさに、私は彼らに、健康につながる新たな道を示しているんだという気持ちになりました。彼らはその道を選ばないかもしれない。けれども少なくとも彼らは今、自分たちに選択肢があることを知ったのでした。私は、私たちを応援してくれているおばあさんと、機嫌の悪いおじいさんにチラシを手渡しました。おじいさんは初め、私の手を払いのけようとしましたが、その後肩をすくめ笑顔を見せてくれました。もらうとすぐに自分の両親に渡す幼い子どもたちや、私に感謝を述べてくれる十代の若者たちもいました。人はこんなにも感謝に満ち、協力的で、快く受け入れてくれるのだと実感しました。

地元アーヴァインで開催されたグローバル・ヴィレッジ・フェスティバルで、息子たちがマムズ・

アクロス・アメリカのチラシを配った際、私はこのときのことを思い出しました。人々のもとへ駆け寄っていく息子たちの姿を見て、思わず私の心の声が通行人へ囁きました。「どうか息子たちからチラシを受け取ってください」。私は、息子たちに、他人に変化をもたらすという成功体験をしてもらい、他人がこんなにも親切で協力的であることを実感してもらいたかったのです。美しい高齢の女性が立ち止まり、息子たちを見て言いました。「そこで何を配っているの。カワイ子ちゃんたち」。彼女は息子たちにしっかりと向きあってくれたので、息子たちは勇気づけられ、一歩前へ進み出て、はっきりと自分たちは尊重されていると感じることができたのです。

私にはどれほどの人がこの女性のように近づいてきてくれるのかはわかりませんが、誰かがあなたに何かを差し出し、あなたがそれを受け入れれば、あなたはその誰かにすばらしいサービスをしていることになります。何のチラシかは知らなくても、チラシを受け取るために時間を割いてくれ、息子たちにありがとうと言ってくれたことで、息子たちは胸を張り、顔は輝いていました。チラシをすべて配り終えた彼らの手は空っぽになり、代わりに自信と幸福でいっぱいに満たされて戻ってきました。私はその親切な女性や、息子たちの成長に寄与してくださった寛大な皆さんに感謝しています。

私は、パレードで同じ気持ち、快くチラシを受け取ってくれたすべての人たちへの感謝の気持ちを味わいました。全国にいる私たちの支援者たちからチラシを受け取ってくださったすべての人たちに感謝しています。あなた方は私たちの人生にも変化をもたらしているのです。ありがとうございます。

私たちがパレードのメイン通りに差しかかる角を曲がったとき、審査員のブースから次のように紹介されました。

「次に登場するのは、全国のUNSTOPPABLEな母親たちの連合、マムズ・アクロス・アメリカの皆さんです」。

声援があがりました。

「彼女たちのモットーは〝力を得た母親たち、健康的な子どもたち〟です。健康的な食べもの、遺伝子組み換えの表示、そして、食品に何が含まれているのかを私たちが知る権利のために行進しています。お母さんたちに拍手を送りましょう」。

私は、自分から発せられている愛と光を感じました。決して忘れることのない瞬間でした。全国の母親たち全員が、同じような――子どもたちや国の健康を守る立場を表明していることに声援が送られる――ことを経験したと思います。

パレードを無事に終えホッとして、拍子抜けしたような気持ちでした。私たちは参加してくれた全員に、それから、リーダーシップを発揮し、その行事を企画してくれたカレンに感謝を述べました。私たちは全員で拍手し、どんなにすばらしいものだったかについて感想を話しあいました。

「多くの人が声援を送ってくれたわね。彼らはもう遺伝子組み換え作物のことを知っているのよ。私たちを見て本当に喜んでくれた！　何てサプライズなの」。

私たちは応援してくれるコミュニティに囲まれていると感じました。私はアメリカの人たちをいとおしく思いました。

皆で、涼しく心地よい日陰でピクニックのように昼食を摂っている間、マサチューセッツから来てくれた家族も公園に残ってくれていたことをうれしく思いました。私たちは運動、悲劇、そして勝利について語りあいました。私たちは政治や宗教について意見が異なるかもしれない。けれども、皆で食事をして、皆で自分たちの健康のことを心配して、そして皆で病気の誰かに思いを馳せました。私たちはこれからも、病気の誰かや、自分たちの共通の未来のために、何かを実行し続けるでしょう。私たちは州を超えて、三〇℃を超える暑さの中を行進し、見知らぬ人たちにチラシを配り、見返りの期待なしに自分たちの時間とお金を費やしました。

百七十の団体が、ひと団体一万人だったとして（中には五千人の団体もあれば、五万人、二十万人規模の団体もありました）、たった一日で、直接参加した人だけで百五十万、さらに、テレビ中継やソーシャルメディアをとおして私たちの行動を知った人は数百万人に達しました。私たちがこれをやってのけたのです。「わかったわ、友人たちを集めてパレードに参加して、町中の人たちに遺伝子組み換え作物のことを知らせるわ」と言ってくれたすべての母親や支援者たちがやってのけたのです。何百万ドルもの広告宣伝費や、選挙での当選の確約、あるいは名声や大金などの見返りは一切ない中で、母親たちや家族たちがこれを実現しました。

中には、マムズ・アクロス・アメリカがちょっと自慢しすぎなんじゃないかと感じる人がいることもわかっています。しかし現に、お母さんたちはあらゆる文化の縁の下の力持ちです。教会、学校、スポーツクラブ、ガールスカウトやボーイスカウトのグループの屋台骨です。懇親会や家族の行事、たくさんのコミュニティ行事を企画しています。母親たちには、私たちが一緒になって成し遂げていることに誇りを持ち、何でもはっきりと発言し、十分に感謝され、そして勇気を持って新しいことに挑戦してみる人になってもらいたいので、私たちはマムズ・アクロス・アメリカの名前とロゴをできるだけたくさんアピールします。私たちが声を大にして言わなければならない事柄は、私たち人類が生き残るだけでなく、繁栄していくために非常に重要な内容です。コミュニティで発揮されている母親たちの愛や強さは、国家全体を正しい方向へ転換させることができるかもしれません。私たちは母親たちのそうした成功を祝福します。パレードは私たちに、はじめるための弾みをつけてくれました。

その当時、パレードは私たちのような運動にとって新たな試みでした。独立記念日のパレードに運動家の団体が参加しているのを見た記憶は私にはありません。私たちの行事やこの本の出版後には、さまざまな問題――化学物質による地下水の汚染などをもたらす水圧破砕、気候変動、健康問題、政治にまつわるカネ――に注目している団体がパレードに参加するのを願っています。

私たちが最初にはじめたころ、五十人に一人しか遺伝子組み換え作物のことを知りませんでした。マムズ・アクロス・アメリカの支援のもと、何度もパレードで行進をしてきた今では、私がお会いする人たちの中で遺伝子組み換え作物のことを知らないのは、五十人に一人だけになりました。自分がその転換の一部となっていることを誇りに思っています。

――ローリー・オルソン、MAA委員長

私のような内向的な人たちへの覚書

私は人から内向的だと言われてきました。現に、私は一人でいるのが好きです。何らかのグループに加わることを避けてきたので、政治団体や行動主義の人たちともかかわってきませんでした。興味は引かれるけれど、自分を脅かすものは避けたい、という思いは、無意識に起こるものです。

無意識とは、歯を磨いたり、赤信号で止まったりするような行動だけに働きます。また、恐怖も無意識に起こります。逆に、金持ちになることや、人との関係を愛でること、他人の声に耳を傾けたり応援したりすることや、世の中に変化を起こすことには働きません。ですから、恐怖は無意識に起こるもので、自分の行動を制限するかもしれないものだと「意識」するのです。そうすることで、無意識に起こる恐怖ではなく、あなたが形にしたい未来、たとえば健康と自由の未来に基づいて、新たな行動を起こすことを選択できるようになります。無意識の恐怖よりも、あなたが今、全力を注いでいるもの、健康と自由の未来のほうがもっと大切です。

居心地のよい場所から外へ踏み出し、地域のリーダーや講演者、企画者になることに興味があれば、それをやってみてください。その道があなたにとって正しくないもの、もしくは今のあなたにとっては正しくないものであれば、そのときは、あなたにとってそれが正しいと思う道を選んでください。とにかく行動を起こす。私たちはアメリカの食料供給や健康を改善するために、あらゆるタイプの人たちを必要としています。デザインやデータに長けている人を必要としています。計算したり、行事を計画したり、レターやスピーチの原稿を入念に吟味したりする、思慮深くて、思いやりのある人を必要としています。そして私たちは、講演者や民衆扇動家、タンバリンを操る音楽家も必要としています。あなたがその気になれることであれば何でもいいのです……。何かやってみてください。

第九章　人に話をする

信念があれば、たとえ階段の全体を見なくとも、最初の一歩を踏み出している。
——マーティン・ルーサー・キング・ジュニア

二〇一三年春のことでした。その日私は、わが家の近くの公園で行われたバーベキューに参加していました。近所の人が数人の友人を招き一緒に過ごしていたので、私はその中の一人のお母さんとおしゃべりをはじめました。彼女は、自分の息子の行動や態度のことで不安を抱えていました。息子さんは体格がよく、声が大きく、時々コミュニケーションを取るのが難しいとのことでした。彼女の呼びかけに返事をしなかったり、指示に従わなかったりするらしいのです。彼女は明らかにいらだっていました。私は彼女に「遺伝子組み換え作物のことについて何かご存知ですか」と尋ねると、彼女は「いいえ」と答えました。私は彼女に、私たちの食べものの大部分に遺伝子組み換え作物という外来のタンパク質が含まれ、それが息子さんの胃の内壁に炎症を起こしているかもしれないことを話しました。また、胃腸と脳の関係や、ラットの研究で腫瘍や性ホルモンの変化、出生異常や不妊まで見られたことも話しました。心配から彼女の眉間にしわが寄ってきたのを見て、私は自制しました。

「ちょっと話しすぎですよね」と私は言いました。単なるバーベキューの場でしたし、私は彼女のことをまだよく知りませんでした。すると彼女は「いいえ!」と言って、私の目を真っすぐに見つめました。

「あなたが話しているのは私の子どものことよ。今の話を続けてちょうだい。私には知る必要があるわ」。

その瞬間、私は自分を信じ、遠慮しないことに決めました。自分たちにとってそれがどんなに不都合なことであろうと、子どもに害が及ぶかもしれないものの情報をすべての親が知りたがっています。情報を知ることで、症状を止めたり、予防策を講じたり、初期の段階で異常が起こるのを防いだりすることができるかもしれないからです。

また、新たな行動がどんなに高くつくものであろうと、自分たちの子どもを守ることができる手段をすべての親が知りたがっています。

遺伝子組み換え作物や毒素のことについてどうやって話をしたらよいか

家族や友人が遺伝子組み換え作物や毒素について知らない、あるいはあなたの言うことを信じない場合は、非常にもどかしい思いをするでしょう。私自身がそうでした。愛する人たちが毒されることになるかもしれないものを食べるのを見て、深い悲しみに襲われ、不安を感じるときの気持ちがどんなものか、私は知っています。

私たちは皆、コミュニティや未来の世代のために、率直に話をする必要があります。今からあなた方に、心を開くコミュニケーションの土台の築き方と、家族や友人と一緒に遺伝子組み換え作物のことについて話をする際に使える方法を提案します。

その前に少し、普段あなたが家族にこのような話題について話しかけるときのことを思い出してみてください。その中で、一人だけに注目してください。あなたのお母さん、お姉さん、あるいはお父さんでも構いません。会話はどのように進んでいきますか。あなたは何と言って、それに対して相手は何と言いますか。あなたはどう感じていますか。緊張を感じたり、むきになったりしていませんか。イライラしていませんか。

どのように会話が展開するかを考えることは、実際の会話に大きく影響してくると思いませんか。会話がこんなふうに進むだろうと予想してしまうだけで、私たちは会話の中に緊張やいらだち、あるいは憤りを生み出してしまうことがあります。そうやって、私たちは望まない結果を生んでしまう方法で話をしてしまうことがあります。

たとえばお姉さんは最近忙しくて、ある特定の話題については素っ気ない態度を取るだろうな、と予想される場合。おそらく私は、その話題を彼女に伝える際にこう言うと思います。「お姉ちゃん、今忙しいと思うのだけど、話したいことがあるの」。そう前置きすることで、お姉さんは忙しいのだから素っ気なくても仕方ない、ということを私はわかっていますよ、と伝えてしまいます。このように私たちはよく、後ろ向きな言い方によって後ろ向きな態度をも招いてしまうことがあるのです。

これはお勧めしません。そうではなく、思いやりを持って、お姉さんのために何かできるという、愛の気持ちから話をはじめましょう。それが遺伝子組み換え作物のことであっても、ほかの話題であってもです。雑念を払って、やり直してください。そして自分自身に問いかけてください。自分は今、何を形にしようとしているのか。この人との関係で自分が全力を注ぐものは何か。おそらく多くの事柄に及ぶでしょう。ですが大半の人が、愛、応援（エンパワーメント）、健康、自由のどれかに行き着くと思います。

一つか二つの事柄に集中してください。自分が全力を注ぐものから出てくる会話は、緊張やいらだち、あるいは誤解を危惧する思いから出てくる言葉よりも、はるかに効果的なのです。あなたにはできます。全力を注ぐものが何であってもです。

コミュニケーションには限りない可能性があります。今からレクチャーする三つのコミュニケーション方法（土台の築き方＋二つの方法）を読んで、その中から一つ選んではじめてみることをお勧めします。積極的に、私の提案する方法を試してみてください。まずは、心を開くコミュニケーションの土台を築きましょう。

自分たちの子どもの健康に関することであれば、難しすぎてできないことなんて一つもないわ。真実は、私たちを奴隷状態から自由にしてくれて、行動を新たな段階へと導いてくれるの。そう、真実は可能性を開くもの。

心を開くコミュニケーションの土台の築き方

一、お姉さんにとって重要な事柄に興味を示す

ここでは相手をあなたのお姉さんということにして話を進めます。話すときは、敬意を持って、完全にお姉さんやお姉さんの世界だけに集中してください。お姉さんに、調子はどうか、人生は順調か、現状はどうかを聞いてみましょう。耳を傾けてください。途中で割り込んだり、何かを解決しようとしたりしないでください。アドバイスもしないで、お姉さんのことをただ理解してください。お姉さんのことをしっかり、本当にしっかりと、理解してください。その際、あなたはあまりよい気分はしないかもしれません。でもあまりよい気分がしないということは、あなたが今まさに何か新しいことに挑戦しているということでもあります。

二、お姉さんの立場になる

お姉さんは、「今私はちゃんと話を聞いてもらっているな」と感じているでしょうか。あなたはお姉さんの気持ちが何から生じているかわかりましたか。お姉さんの生活がどんな状況か理解しようと努めていますか。会話をとおして、お姉さんが全力を注いでいるものを理解し、敬意を表し、そこから新しい方法を示すようにしましょう。たとえばお姉さんが「できる限り一所懸命対処しているのだけど、何で娘のミアが発疹を発症するのかどうしても理解できないの」と話をしてきたら、あなたはそれを解決しようとして、「ニームクリームはもう試してみた?」と尋ねたり、気を使って現実から

目を逸らして「もう十分やっているじゃない。ミアはきっとよくなるわ。ただの発疹よ」と言ったりするかもしれません。

でも、そうではなく、お姉さんが完全に話し終えたあと、お姉さんが全力を注いでいるものについて気にかけていますよ、と伝わるように話をしましょう。

「それは相当いらだたしいわね。ねえお姉ちゃん、私はミアの健康のために全力を注いでいるお姉ちゃんの努力を誰よりもわかっているわ。三年間もいろいろなクリームを試してみて、今なおあきらめずに向きあっている。お姉ちゃんってUNSTOPPABLEな（あきらめない）人ね。ミアはお姉ちゃんがお母さんでとってもラッキーね。ミアは自分がどれほどお母さんに愛されているのか知るべきよ。少なくとも私は知っているわ」。

お姉さんがどんな不満を口にしようと、すべては愛から生じているものなので、そのことを理解してください。そうすれば、全く新しい会話と全く新しい関係が広がることでしょう。

三、お姉さんが今までと変わらなくても、お姉さんとうまくやっていけると考える

人は誰しも、自分が間違っているとは思いたくないものです。ですから、まず心から受け入れることです。お姉さんをありのままにただ受け入れるだけでなく、心から大切にする、これに勝る愛情はありません。

「お姉ちゃん、お姉ちゃんにはミアの発疹がよくなるかどうか、わかっているんでしょう。だって最高の母親なんだもの。そうよね」。

このような言葉をかける際は、心の底からそう思って言ってください。何も変わらなくても、お姉さんは娘を愛する母親であることに変わりなく、お姉さんができる限りのことを実践していることに敬意を表しましょう。そして、その気持ちをお姉さんに伝えるのです。

四、学んできたことを話してもいいかを尋ねてみる

お姉さんがあなたの目を見つめて、心が動かされているのが見て取れたら、それはお姉さんがあなたに心を許しているということです。同時にあなたは、自分がどれほどお姉さんのことを愛しているかを実感することにもなるでしょう。お姉さんは感動して涙を流してしまうかもしれません。あなたにとって、お姉さんのことを完璧に理解すること、どれほどお姉さんのことを愛しているかに神経を注ぐこと以上に大切なことはありません。そうして初めて、お姉さんに尋ねてみてください。

「遺伝子組み換え作物について聞いたことある?」

もしお姉さんが「ない」と言ったら、あるいは「あるわ」と言ったとしても、最近ちょうど学んだ、役に立ちそうなことを話してもいいか、尋ねてみてください。許可を求めましょう。もしお姉さんが「聞きたくない」と言ったら、その気持ちを尊重して、別の機会を待ちます。「話してちょうだい」と言ってくれたら、そこで初めてあなたが学んだことを話してください。簡潔にわかりやすく、話をしてください。たとえばこんなことを話してもよいかもしれません。

「私、最近ちょうど、自分たちの食べものが昔と変わってきていることを学んだばかりなの。化学企業が、有毒な化学物質を散布しても育つ遺伝子組み換えの種子を開発したのね。これはＦＤＡ（食

品医薬品局）が許可しているのよ。そうした遺伝子組み換えの種子は、私たちが毎日子どもの食事に出しているトウモロコシ、大豆、砂糖、その他たくさんの食べものに及んでいるの。その化学物質が洗っても落ちないと知ったときは、本当に頭にきたわ。それに、その化学物質が子どもたちの発疹を引き起こすこともあって、その発疹は、胃腸に炎症が起こっていることを知らせてくれる体のサインなの。そう、発疹はよいことなのよ。お姉ちゃんがやっていることに間違いなんてないわ。食べもののせいなの。もう違うのよ、お姉ちゃんや私が子どもだったころとはね。でも、オーガニックや未加工の食べものに切り替えたら、発疹が消えた、もっと重度の病気を防いだ、といった、健康問題が改善したという話を聞いたし、大勢の人がそれを目の当たりにしているのよ」。

方法一　三つのF（Feel, Felt, Found）

販売テクニックによると、敬意を持って人と接するには、三つのF、つまりFeel（感じる＝共感）、Felt（感じた＝同感）、Found（気づいた＝実感）がとても効果的で、その三つのFが、人に新しいことを理解してもらいやすくします。この場合の新しいこととは、自分の家族の健康のために何かを実践できるということです。

遺伝子組み換え作物の基本的な考え方をお姉さんに伝えられたら、「ＢＵＴ（でも）」という相手から発せられる言葉や態度と向きあう準備をしてください。一時的な無言や心の閉鎖、反論は単に直感的に出てきてしまう態度です。誰も変わりたくはないのです。

ここで三つのＦ（共感、同感、実感）の出番です。たとえば、お姉さんが次のように言ってきたとします。「それ、本当なの？　私はアニーおばさんから遺伝子なんちゃらとか殺虫剤について聞いたことがあるけど、オーガニックのものを買う余裕なんて全然ないのよ」、あるいは「オーガニックのものを買ったり、自分で調理したりする時間なんてないわ」、「どこにもオーガニックなんて売ってないわよ」など。お姉さんの目を見て、次のように言いましょう。「お姉ちゃんが今どんな気持ちかわかるわ（Feel＝共感）」。それから「私も同じように感じたもの（Felt＝同感）」と続けます。ここで、あなたの個人的な例を加えてもいいでしょう。「オーガニックのパン一個が、普通の食パン一斤の値段のほぼ二倍するのを見たときは、私もビビったわよ」、そして「でもね、その後、わかったのよ（Found＝実感）。炭酸飲料を買わなくなったら、簡単にオーガニックのパンを買う余裕が出てきたの。それを食べたら気分がよくなって、私の胃腸は傷つかなくなって、一～二週間もしたら炭酸飲料のことなんて恋しくも何ともなくなったわ。今では、甘いものが飲みたいときはオーガニックのレモンとステビア（植物由来の甘味料）を使っているわ。子どもたちもその手づくりドリンクをとっても気に入っているし、家族みんなオーガニックのパンが大好きよ」。

あるいは、あなたがほかの人から聞いた例をあげてもいいでしょう。「でもね、その後、わかったのよ（Found＝実感）。オーガニック食品を食べる効果を調べていたら、いくつものブログを見つけたの（Found＝発見）。何種類ものアレルギーや発疹を発症する子どもたちが、オーガニックに移行しただけで症状がなくなったって書いてあったわ。それでも、その子どもたちは、たまには甘いものも食べていたのよ。主な変化といえば、ただオーガニックに切り替えたことだけだったの！」

もしお姉さんが「自分には時間に余裕がない」と言ったら、あなたはこう返してもいいかもしれません。「お姉ちゃんが今どんな気持ちか、わかるわ（Feel＝共感）。私も同じように感じたもの（Felt＝同感）。子どもたちにはスポーツの習い事があるし、自分は遅い時間まで働いているし、夫は出張でいないことが多いし、それはストレスになるな、って。自炊はただストレスを増やすことになるだけだと思っていたのよ。でもね、わかったの（Found＝実感）。日曜日に古い映画を見ながら、何食分かをつくり置きしたり、オーガニックのグラノーラバーやマフィンを準備したりするようになったら、食事をつくるストレスがなくなって、日曜日以外の日が見違えるほど幸せになる、ということが（Found＝実感）」。

一つ例をあげたら、黙っておく

これは時に、一番大変なポイントです。あなたが話し続けてしまうと、お姉さんは圧倒されてしまい、心を閉ざしてしまうでしょう。あなたが実感した個人的な例を一つあげたら、あとは黙っていましょう。あなたは歯止めを解き、今の食事を変えるべき理由を百ほどあげたくなるでしょう。記事やウェブサイトのリンクを渡して、あなたがこれまでに時間を割いて、マーカーで線を引いてきたすべての言葉を伝えたくなるでしょう。でも、それはやめてください。私を信用してください。一つ例をあげたら、お口にチャック。あるいは私の母がよく言うように、静寂を楽しんで。

お姉さんがあなたに質問してくるのを待つ

ただひたすら待ってください。気まずい思いをするかもしれません。そんなときはグラスに水を注ぎに行ったり、猫の世話をしたり、とにかく話すことから自分を遠ざけてください。何をしてもいいのですが、お姉さんとの会話に神経を注いだままにして、いつでも会話を再開できるようにします。ちょっと経ってから、お姉さんの驚きが収まって、あなたがこれ以上何か言ったり、講義や説教をしたりするつもりはなさそうだとわかれば、おそらくお姉さんは次のようなことを言ってくるでしょう。「本当なの？　そのブログ、私にも見せてくれる」、あるいは「どこでオーガニックのものを買っているの」と。もしお姉さんが興味を示し、尋ねてきたら、変化を起こす可能性が非常に高まっている証拠です。お姉さんが興味を示すのを待ってください。

簡単にはじめられることを一つ教える

多くのことを求めて、お姉さんが閉口しないようにしましょう。次のような会話からはじめてください。「わかった、夕食のあと、そのブログをメールで送っておくね」、あるいは「私は金曜日に開催されるファーマーズマーケットでオーガニックの食べものをたくさん買っているの。よかったら、今週私と一緒に行ってみない」。そして、そのくらいでやめておきましょう。

フォローアップする

二～三日が経ったころ、お姉さんに電話してみましょう。「調子はどう？」と尋ね、お姉さんの話に耳を傾け、十分に理解した上で「オーガニック食品を見つけるのに苦労していることはない？」と尋ねてみてください。もしお姉さんが何かに困っていたら、お姉さんを買い物に連れていくお手伝いができないか聞いてみてください。お姉さんの買い物に付きあうことで、健康的な方向へ弾みをつけることができるかもしれません。

承認する

一つでもお姉さんが変化を起こしたら、たとえそれが単にオーガニックの炭酸飲料やチップスに切り替えることだけだったとしても、それはとてもすごいことなのだと認めてください。すごく喜んで、微笑んで、お姉さんを抱き締めて、お姉さんとハイタッチをして。あなたが本当にうれしく思っていることをお姉さんに知らせてください。正しい方向へ進んでいることであれば何でも構いません。オーガニックでないものを選択しても、いちいち騒ぎ立ててはいけません。何よりもまず、あなたがどれほどお姉さんを愛しているのかを伝えることに神経を注ぐことです。それが何よりも大切です。

方法二　楽しませる

ほとんどの人が映画鑑賞を好みます。またほとんどの人が、家族や身内よりも他人から情報を耳にすることを好みます。もし、家族の中に映画鑑賞が好きな人がいれば、その人を楽しませることに挑戦してみてください。

皆が食事をすませて、休憩したり、スマホを見はじめたりしたころ、映画鑑賞が好きな人（たとえば、あなたのお父さん）の目を見て、「パパ、私と一緒にこの映画を観ない？　そのあとで、どんな映画だったか話をしようよ」と言ってみてください。お父さんは渋々かもしれませんが、あなたのことを愛しているので、大抵「いいよ」と言ってくれるでしょう。

そしてその映画を観終わったあと、直接三つのFにスキップしてください。私たちのウェブサイト（https://www.momsacrossamerica.com/movies_about_gmos）には、たくさんの映画を掲載しています。

人前で話をすること

勇気とは恐怖に抵抗すること、恐怖を克服することであり、恐怖を抱かないことではない。

――マーク・トウェイン

子どものころ、学校で発言することは危険な行為だと思った人は多いことでしょう。私は黙っていることに決めていました。そして、声を押し殺すことが普通になりました。

しかし現状に不満を抱き、自分が声をあげなければならない、と差し迫った気持ちになることがあります。また生徒会に立候補したり、結婚披露宴で乾杯のスピーチをしたり、カブスカウト（ボーイスカウトの幼年団員）の会合や教会のグループで発表したり、仕事でプレゼンをしたりするときもそうかもしれません。私たちは自分の意思に関係なく同僚の中で発言したり、知らない人のグループの前に立ったりする必要に迫られることがあります。

世論調査では、人類共通の恐怖として、人前で話をすることが一番目にあげられます。死は二番目です。つまり、人は人前で話をするくらいなら、死んだほうがマシだと思っているということです。

自分の子どもたちのために健康で自由な未来をつくる、ということは、人前で話をする恐怖を乗り越え、自分が学んだ非常に重要な情報を広めるのを恐怖のせいでためらわない、ということです。講演者になる過程で、私は恐怖を乗り越えたりためらわなくなったりすることが好きになりました。恐怖に打ち勝ち、人前で話すことが好きになるための方法をこれからいくつかご紹介します。

練習する

人前で話をするには、練習が必要です。私は鏡の前に立って、相手の目を真っすぐ見たり、必要でない限り自分のノートを見ないようにしたりする練習をします。鏡に映る自分を自信を持って真っすぐ見ることができれば、それが誰であっても同じように真っ直ぐ見ることができます。

自分が話そうと思っている言葉に違和感がなくなるまで練習してください。演説するときは、必ずあなたの話し方で話をしてください。私の義父の葬儀とモンサントの二〇一六年株主総会が重なってしまった際、アン・テンプルが私の代わりに株主総会へ出席してくれました。彼女は総会の前に、「逃げられないことだから、落ち着いて」と言いながら、住んでいるアパートの周りを五十周くらい歩いたと言っていました。彼女が発言する番になったとき、彼女はゆったりとした心持ちで、はっきりと話しました。

もちろん、どんな場合であっても、口汚い言葉は使わないこと。その話題について、あなたがどんなに情熱を注いでいるとしても、話の最中に悪態をつくのは、よいことではありません。

話の流れになじむまで練習してください。スピーチはスムーズに流れていきますか。それとも、あちこちに飛んでしまいますか。話題、出来事が順を追って説明されていますか。話の流れがつかめると、聞いている人は心地よくなり、よりいっそうその話題を理解できるようになります。あるいは、どの話題について議論したらよいか、前もって聴衆に聞いてみてください。そうすれば聴衆は、時系列でなくても話題ごとに流れがある、と感じます。あなたの話が流れるように進めば話の筋がとおり、話の筋がとおればあなたが提供している情報が聴衆に届き、その情報を自分のものにしてもらうことができます。そうやって、あなたは聞いてくれている人たちの家族の健康状態を変化させる機会を生み出すのです。

終わるタイミングを自分のものにするまで練習してください。時間が足りなくなり途中で切りあげてしまったり、持ち時間を過ぎてしまいほかの講演者が話す時間にずれ込んでしまうと、私はプロ失格だという気持ちになります。プロ失格だという気持ちがよぎると、話しながら自分を急かしてしまい、早口でしゃべってしまうことがあります。自分が話す内容について練習が十分でないと、話す内容を持ち時間内にちゃんと収まるようにしようとしてしまい、気がつくと焦ってしまっていることがよくあります。今のところ、これが私の最大の課題です。練習と時間調整をすれば、これを未然に防ぐことができます。

練習し、自分が話す言葉に違和感がなくなり、話の流れになじみ、終わるタイミングを自分のものにできれば、次のステップ、すなわち演壇に立つ準備ができているということです。

人前で話をするときのコツ

〔五つのPを用いる〕

Prior（前もって）
Planning（計画を立て）
Prevents（防ぐ）
Poor（不十分な）
Performance（演説）

→　前もって計画を立て、不十分な話で終わらないようにする。

Plus : Practice and be Present!（それに加えて、練習と集中！）

今この瞬間に集中する

聴衆の興味を引きつけ、効果的な話し方をする講演者になるということは、その瞬間に集中するということです。下を向いて自分の前に置いた原稿を読むのではなく、聴衆と一体となり、聴衆の目を見て話をするのです。聴衆に活力を与え、重要な情報を届け、間の置き方や声のメリハリを調整し、それと同時に、聴衆と目を合わせながら話をします。大変そうに聞こえるかもしれませんが、あなたが自分の原稿を把握し、自分の邪念を追い払えば、実は簡単です。

その瞬間に集中するということは、自分のことを気にかけないということです。自分はどんなふうに見られているのか、聴衆は自分のことを気に入っているのか、その他あらゆることを案じないということです。そうすれば、あなたはすべてを聴衆に提供できます。

また、集中するということは、感情的になってもよいということです。もし、あなたが感動して、胸がいっぱいになったときは、ありのままの自分でいてください。自分が話をしたい、と突き動かされたときの感情を忘れないでください。家族のことを話すときには、家族への愛を感じながら話してください。話しながら、どれほど家族を愛しているのかを伝えたとき、涙が込みあげてくるかもしれません。それでよいのです。あなたが自分の信念に基づき勝利を収めたことについてあえて話し、また、応援してくれる人たちへの感謝を述べると、また涙があふれそうになるかもしれません。講演がますますすばらしいものになります。そうやって真の感情を見せることは、聴衆の皆さんにあなたのことを身近に感じてもらうことにもつながります。

講演者になる、ということは国民のために奉仕するということです。それは光栄なことであり、名誉なことです。そして人前で話をするということは、自分にとって一番大切なことを自己表現することでもあります。恐れることはありません。

第十章　敵地にて

不正やうそや強欲に反対し、公正や真実や慈悲を求める声をあげることを決して怖がってはならない。

もしも世界中の人々が……こうして声をあげたら地球を変えることになるだろう。

――ウィリアム・フォークナー

二〇一三年に行った初めてのパレードからまもないころでした。私はモンサントのCEO（最高経営責任者）であるヒュー・グラント氏と直接話をしようと固く決意しました。二〇一四年の秋ごろ、オーガニック消費者協会のアレクシス・バーデン-メイヤーから電話があり、「モンサントの株主総会でゼンが発言すべきだと思っているのよ」と言われました。ハリントン・インベストメントのジョン・ハリントンが、会社の方針を変更するための決議を請求するのに十分な株式、少なくとも二千五百ドル相当を保有していて、その彼に代わって私が発言できる、ということでした。モンサントの株主たちの前で三分の発言時間が得られるとのことでした。ヒュー・グラントCEOと直接話せるのです。

私は怖さと興奮に包まれました。人前で醜態を晒すことの怖さが、私の前に大きく立ちはだかりました。ですが、もし誰かから発言することを依頼されたら、できる限り引き受けるべきだと思います。どんなに怖くても。依頼してきた人たちは、あなたには何らかの力があって、何かを生み出してくれるだろう、と信じているからです。

依頼を受けてから一週間後、ハリントン・インベストメントからリクエストを受理しました。彼らによってすべての準備が整えられていました。株主にある決議への投票を要請することを条件に、あとは私が望むように（もちろん、ハリントン・インベストメントが私の話す内容をチェックはしますが）発言できるということでした。要請する決議の内容は、取締役会の取締役を、たとえば、農家や小児科医から選出する権限を株主に付与する、というものでした。モンサントは、自分たちが世界を食べさせている（世界中の人たちに食料を供給している）と自負する、世界最大の〝持続可能な農業企業〟です。その彼らが、農家の人や小児科医を取締役に迎えることは、理屈に合っていると言えるでしょう。

原稿作成のため繰り返し下書きを書きました。数週間かかりました。どの言葉も非常に重要なものでした。一秒も無駄にはできませんでした。時間になれば中断させられるかもしれないことがわかっていたので、三分を超えることは決して許されませんでした。科学者、農家、弁護士、そして何人かの母親たちに原稿を確認してもらいました。すべての母親たちの言いたいことを余すことなく私が代弁する、というとてつもなく大きな責任を感じていました。

そしてついに、その日がやってきました。株主総会へ出席するため私は、アレクシス・バーデン－メイヤーとオーガニック消費者協会が企画してくれた賑やかな集会の音を背に、ミズーリ州セントルイスにあるモンサント本社のA棟へ向かって歩いていきました。警備員は私の所在を本社へ無線で伝えました。「ハニーカット様がA棟へ向かわれています」。構内のスタッフも私の名前を知っていて、温かく挨拶をしてくれました。私は緊張し、その状況が非現実的なものに感じられました。けれども、セキュリティチェックの際に、コートのポケットの中を空にしようと中身をつかんだ手からレゴブロックが出てきたときに、担当のガードマンとクスクス笑いながら、自分がなぜここにいるのかを思い出すことができました。息子たちのため、すべての子どもたちのためにここへやってきたんだ。そう思うと集中力が増したように感じ、気持ちが落ち着きました。セキュリティチェックを通過し、自分用の株主のステッカーを受け取ると、会議室へと案内されました。会議室へ入ると、すでにNPO法人サム・オブ・アス(「私たちの集まり」の意)のリサがいました。のちにわかったことですが、サム・オブ・アスは株を保有する運動家の団体で、株主総会で発言をすることが彼らの団体の主な目的の一つになっていました。私は、自分のやっていることが〝いつものこと〟とは思えませんでした。私にとっては初めてのことばかりでした。

私はなぜ、自分が株主総会が開かれる会議室ではなく、同じような運動家仲間とともにこの部屋に隔離されているのだろう、と不思議に思いました。するとまるで私の心の内を読んだかのように、その部屋の警備員が、株主総会の会議室はまだ準備が整っていないと説明してくれました。それでもなお、私はそれがうそで、この部屋から出してもらえず、出られたとしてもその他大勢の株主の近くにしか座れないのではないか、と不安を抱いていました。

数分後、一人の女性が部屋に入ってきて、私に顔を向けて「私はゼンさんのホスト(客をもてなす係）です」と名乗りました。その後まもなくして、彼女にはホストより「ハンドラー（私を操る係）」のほうがふさわしいことがわかりました。そのような役回りの社員が準備されていたのです。リサにも私とは別のホストがついていて、その人がそれぞれの出身や所属団体などを紹介するように促したりと、陽気に会話を先導していました。

私のホストは、十四歳と十歳の息子を持つ母親で、十九年間モンサントに勤める、自称「モンサント・チルドレン」とのことでした。彼女のお父さんは、三十五年間モンサントに勤めた人でした。午後一時、私たちは株主総会が開かれる会議室へと案内されることになりました。カフェテリアの前を通りすぎる際、そのカフェテリアではオーガニックの食べものが提供されるのかを尋ねました。彼女はその質問を予想していたかのように、すぐに答えました。

「ほかのものが調達できない場合のみ、オーガニックの食べものが提供されます。たまにグリーンサラダやほうれん草が、オーガニックのものしか調達できない場合があります。それ以外はすべて従来型のもので、たとえばスイートコーンが旬の時期になると、遺伝子組み換えのスイートコーンが食べられますわ。すばらしい出来栄えのものですよ」。

私は聞きたかったことが聞けたので、それ以上コメントはしませんでした。

私たちは株主総会が開催される部屋へと入っていきました。その部屋には千人ほどがいて、開始時間になるとすべての席が埋まりました。私はステージ上のヒュー・グラントCEOの席から一直線の位置で、マイクの後ろに当たる席を選んで座りました。私のハンドラーは、リサと私を席まで案内したらその場を去るものと思っていたのですが、違いました。彼女は私の隣の席に腰を下ろしました。

その瞬間、携帯電話の録音か動画撮影の機能を起動させておこうと思っていた私の望みは失せました。そして部屋の中で許可されていること、禁止されていることについての案内がはじまり、携帯電話を使用した録音を含む、一切の録音が禁じられていると案内を受けました。私はできるだけこの経験をほかの支援者たちにも味わってもらいたかったので、のちに訴訟やさらなるトラブルを招くことは控えることにしました。私が携帯電話の電源を切ると、隣で私のハンドラーがホッと安堵しているのが伝わってきました。

それから二～三分も経たないうちに、二〇一五年にアメリカで最も嫌われている企業に選ばれたモンサントのヒュー・グラントCEOが私に挨拶するために近づいてきました。彼は背が高く、スキンヘッドのずんぐりした男性で、明らかに威圧的な態度を取っているようでした。私は威圧されるのを拒むか、少なくとも拒んでいるように見せようとしたのですが、志を同じくする、あるベテランのリーダーからもらった「笑顔で、あなたが楽しんでいると見えるように」というアドバイスを思い出し、ほほえみながら彼と握手をしました。それから、彼の目を真っすぐに見つめて次のように言いました。「グラントさん、ご存知のとおり、マムズ・アクロス・アメリカは、モンサントが子どもたちに危害を及ぼすような商品をつくらなくなる日が来ることを心待ちにしています」。

さらに私は、「モンサントは自分たちに都合のよい科学を味方につけている」と、また「モンサントの商品は危害を及ぼすことがある」と話しました。それに対する彼の返答は、それに異議を唱えるもので、「エージェントオレンジやDDT、ラウンドアップといったモンサントの商品によって危害が及んだ人たちが大勢いるなどと、私は聞いたこともない」というものでした。

私が「私たちも科学を味方につけています。そして、その科学の研究の結果、あなた方の商品は危害を及ぼすことがわかっています。もしあなたが間違っていれば、国民にもたらされる結果はとんでもないものになる、ということを念頭に置いていただけませんか」と言うと、彼は「もし自分が間違っているなら、実に大勢の人のことが気がかりだ」と言いました。

私は「もし私が間違っていても、間違っていなくても、国民にもたらされる唯一の結論は、オーガニックの食べものを食べる、ということになるだけです」と返しました。そして、「オーガニックには何の問題もない」と。

彼が改善できると私は信じていることをグラント氏に知ってほしいと思っていました。ですから、彼の目を真っすぐに見つめると、次のような言葉が自然と流れ出ました。

「グラントさん、会社を大きく、力強いものにするのは偉大な人物です。そして、会社の何かが機能せず、方向転換をしなければならないときにそれを認めることができるのは、さらに偉大な人物です」。

ほんの一瞬、目と目が合い、私の言ったことが彼に認識されたのが見て取れました。私が言わんとすることを懸命に推し量っている一人の人間を目の当たりにしました。彼は理解したのだと思います。彼の補佐役が彼の袖に触れると、彼は礼儀正しさを捨て、歩いてその場を去っていきました。

株主総会がはじまりました。遺伝子組み換え表示の宣伝に使用されているもので、この場では株主たちに自分たちの商品がいかにすばらしいかを納得させるために利用されている、「食べものは愛」というコンセプトを掲げたおとぎ話のような映像を見て、私は腹が立ちました。さらに、ＣＥＯやモンサントの社員の美点を褒め称えるスピーチを聞いて、私は歯を食いしばりました。そして、ついに私の番になりました。グラント氏が私の名前をアナウンスしました。千人の出席者の真ん中に置かれたマイクへ進み出て、委任状を読みあげる際、全身にエネルギーがみなぎりました。報道機関のカメラが壁沿いに並び、全員の視線が私に集まっていました。私はスピーチをはじめました。

私は、ハリントン・インベストメント社のジョン・ハリントンの代理人として参りました、ゼン・ハニーカットと申します。私たちは株主の皆さんに対して、第五条・株保有者の代理人が出席することをご支援賜りたく存じます（これは、機関投資家や証券取引委員会への説明責任のための必須の手順で、それに則って発言したものです）。

私はマムズ・アクロス・アメリカの創設者として、何百万の母親たちを代表して発言することを委任されました。

今日、アメリカの二人に一人の子どもが、喘息やアレルギー、自閉症、自己免疫疾患、がん、肥満そして糖尿病といった慢性病を患っています。こうした状況は、遺伝子組み換え作物やグリホサートと直接関連している可能性があります。

私はそうした病気と闘っている親たちを代表し、「私たちの子どもたちに毒を盛るのはやめてくれ！」と言いに、ここへやってきました。グリホサートは、空気中や、水、食べもの、子どもたちの尿、母乳、「フルーツループ（ケロッグ社のシリアル）」、そして、がんを患う子どもたちに提供される栄養素から検出されています。その量は、免疫システムの七〇％をつかさどる腸内細菌を殺してしまう量よりも、はるかに多いものでした。

株主の皆さんには、相応の腸内細菌がなければ私たちの体はトリプトファンやメラトニン、セロトニンを生成できないことを知ってもらわなければなりません。セロトニンは、インスリンを調整します。そして、糖尿病はここ十三年、アメリカのヘルスケア分野を破綻させています。

セロトニンやメラトニンがなければ、私たちの体は不眠症やうつ、不安症、双極性障がいを予防することができません。今日では、五七七〇万人のアメリカ人が精神疾患を抱えています。

腸内細菌が破壊されると、食物粒子や病原体が腸から漏れてしまい、アレルギーや自己免疫疾患を引き起こします。アレルギー救命救急を訪れる人の数は、遺伝子組み換え作物が導入されて以降、二六五%増加しています。

グリホサートは
・脳内に毒素が侵入することを許すDNA変異原（遺伝情報に変化を引き起こすもの）であり、細胞を壊すものです。
・ミネラル欠乏症を招いたり、がんと闘えなくしたりするキレート剤です。
・不妊、生殖能力の低下、流産、出生異常を引き起こす環境ホルモンです。
私は、モンサントの商品が子どもたちにどんな影響を及ぼしているかを説明し、遺伝子組み換え作物やグリホサートを排除するとそれが改善されたことを示す数百に及ぶ証言を提出しています。

また、本日この場で、グリホサートがどのように胃腸と脳の関係に影響し、パーキンソン病や非ホジキンリンパ腫、アルツハイマー、セリアック病、自閉症などの原因となっているかを示す研究論文や文書を提出します。私たちの直近の分析に基づけばこの先二十年で、私たちの子どもたちの五〇％が自閉症を患って生まれてくることが予想されます。

誰もこれが真実だと信じたくない気持ちはわかりますが、どなたかこの場で最新の研究論文や報告書を提示した方はいらっしゃいましたか。

株主の皆さんが、私たちの子どもや孫たちにとって安全な社会の基礎を築くために行っている投資そのものが、子どもや孫たちの未来を破壊しているとしたらどうでしょうか。あなたが健康や繁栄を築く代わりに、経済の破綻を引き起こしているとしたらどうでしょうか。

何百万もの人たちに遺伝子組み換え作物を食べさせることが、実際には次の世代を傷つけているとしたらどうでしょうか。母親たちは言います。やめてください。今すぐやめてください。

あなた方は、あなた方のご家族や私たちの国の未来を変えるために変化を起こすことができます。株主提案第五号に賛成票を投じ、取締役会に小児科医を招集することを決議してください。モンサントとアメリカにとって新しい未来をつくる勇気を持ってください。ご清聴ありがとうございました。

モンサントのＣＥＯに直接伝えるだけでなく、大勢の株主や取締役会に対しても私の言いたかったことを伝えることができ、夢がまた一つ叶いました。それは私の人生において、充実し、興奮し、身のすくむような経験の一つになりました。

私が話し終えると、CEOは私が一度にたくさんの問題を取りあげたため、今いくつかには返答するが、残りはのちほどあらためて申し出てほしいという主旨のことを言いました。ということは、私が望めば何度でも質問できるということです。それは大歓迎でした。

複数の幹部社員からの一連の報告のあと、株主提案への投票に移りました。私たちの株主提案が五三%の賛成票を獲得して可決されたと聞いたとき、私は驚きました。これは今までに聞いたこともなければ、予想もしなかった結果でした。株主運動家による株主提案の決議では、最大でも二〜一九%の賛成票を得るのがやっとでした。大勢の人がハッと息を呑む音に続いて、部屋中にはまばらな拍手が起こりました。私は背中をポンと押されたように感じ、褒められている気持ちになりました。信じられませんでした。自分の顔を押さえた両手の中で泣きそうになりました。

株主提案はあくまで助言的なものであり、強制力はないため、会社がその提案を採択する法的義務はありませんでした。サム・オブ・アスのリサが、あなた方は株主の願いを尊重しますか、と尋ねた際グラント氏は躊躇しました。私はそれで気落ちすることのないよう努めました。どんなに小さくても、私たちの勝利を祝福しようと思いました。

株主総会の終盤に、自由に質疑応答できる時間があり、私はとても緊張しました。何の原稿も質問も用意していませんでした。夫のアドバイスに従い、とにかく全神経を集中させました。「何を話題として取りあげることが求められているのかによく耳を澄まして。自分自身を信じて。君は何も書き留める必要はない――君にはこの意味がわかるはずだ」と夫は言いました。夫は間違っていませんでした。

私は自分が後悔しないように、いろいろな主張を取りあげ、それらの欠陥を指摘し、彼らの責任を追及しました。四度目の質問をしたとき、周りの人たちからは「彼女がまた何か言うぞ」というようなクスッという笑い声が漏れました。

私は、ＥＰＡ（環境保護庁）の研究結果を取りあげたいと申し出ました。以前グラント氏が、今から四十年も前にグリホサートの安全性が証明されていると述べたことを私は指摘しました。「いいでしょう」。私は言いました。

「私はそうした研究結果を見たことがありますが、すべてが安全性を証明するものではありません。たとえばある牡蠣の研究では、グリホサートが含まれる水の中に入れられた牡蠣は、四日目にはほとんどが殻を閉じ、何も食べなかったことが記されていました。五日目には何が起こったでしょうか。殻を閉じて、何も食べなくなりました。これは昏睡状態のようなものではありませんか。どうやってそれで安全性を証明するのでしょうか」。

この時点で私はもはやグラント氏には何も訴えかけていませんでした。株主のほうを向いていました。彼らに、私の言っていることの信頼性をわかってもらいたかったのです。私がただの怒り狂った母親ではないことを理解してもらいたかったのです。

私はほかにも、グリホサートが含まれる水に入れられた白エビが、四日目に死んでしまったという研究について説明しました。

「その際のグリホサート含有レベルは、私たちの食べものに許可されている含有量を下回るものでした。直近の研究では、グリホサートは、モンサントがかつて主張した生物分解はしないことが証明されました。グリホサートは暗い海水の中で、三五一日間、生き残りました。私たちの子宮の中はどうなっていますか。暗くて、塩気のある水で満たされています。先ほどお話ししたエビと同じ大きさの六週目の胎児にとって、その影響力はどれほど大きなものでしょうか」。

私はそこで話を切って、株主のほうを真っすぐ見つめました。

彼らの頭の中のギアが入り、自分に関連する、無視してはいけないことを私が言っているかもしれないと認識し、彼らの表情が変わるのが見て取れました。私は、デンマークでの豚の研究についても話しました。三万頭の豚を対象にしたもので、グリホサートが散布された穀物を食べたらどうなるかを証明したものでした。

「グリホサートが散布された穀物を食べると、流産する確率が三〇%まで上昇しました。反対に、グリホサートが散布された穀物を食べないと、その確率が三%まで減少し、エサをグリホサート散布のものに戻すと、再び三〇%まで上昇しました。その際のグリホサート含有量は、私たちが口にしている食べものに含まれる量を下回るものでした。現在、不妊や生殖能力を持たない確率は、有史上最も高い水準、三〇%に達しています」。

こう述べたあと、グラント氏のほうを向き、「これをあなたは無視できません」と語りかけました。

「私たちの水、尿、母乳、『フルーツループ』、そして経管栄養と、広範囲にわたってそれらが汚染されているのならば、あなたには子どもたちがそれに晒される機会を低減する方法を追求する責任があるはずです。ラウンドアップの使用は、二〇一三年に七三%増加しました。なぜだかわかりますか。効果を発揮しなくなったからです。農家の人たちは、同じ雑草を殺すのに、より多くのラウンドアップを使用しています」。

　中には事実を理解している農家の人たちもいます。たとえば、アミッシュ農場のジョン・ケンプがその一人です。彼は百五十人の農家から成るアミッシュ農場の会合で、二年前にラウンドアップを使用している人を尋ねた際は全員が手をあげたが、今年手をあげたのはたった八名だったことを話してくれました。ラウンドアップが自分たちの土に有効ではないことを彼らは理解しているのです。ラウンドアップは微生物を破壊します。

「土の中で微生物を破壊することと、胃腸の中で善玉菌を破壊することとの間に、共通点があることがわかりませんか?」

　私は尋ねました。

「健康的な土がなければ、私たちは健康的な作物を得ることも、善玉菌を得ることもできず、健康になることもできません。さらに、収穫時に乾燥剤として散布することが奨励されていることも、ラウンドアップの使用の増加につながっています」。

　自然と口を継いで言いたいことが出てきました。UNSTOPPABLEな（あきらめない）気持ちになりました。私は彼らに向かってこう続けました。「小麦、グリーンピース、乾燥豆、さやいんげん、さやえんどう、砂糖をはじめ、農作物には、収穫の工程を早めるために収穫時にグリホサートが散布されている、という報告があります。ですから散布の対象は、単に遺伝子組み換え作物だけではないのです。あなた方がオーガニックの食べものを食べていない限り、あなた方は自分自身や自分の子どもたちをグリホサートに晒していることになります。その量は、胃腸の細菌を破壊すると言われている量をはるかに上回るものです。ですから広範囲にわたる汚染について考慮し、少なくとも農家の人たちには、乾燥剤としてラウンドアップを散布するのをやめるように助言しましょう」。

私の記憶ではグラント氏は、湿地帯では農作物が湿気を帯びるとその内部で菌（カビ）や病原体が繁殖してしまうため、そのような場面で、ラウンドアップの効能がいかに役に立つかについてコメントしました。しかしその一方で私には彼が、ラウンドアップは収穫前の農作物に除草剤として使用することが推奨されている、と言ったように聞こえました。

それは興味深い。

「つまり、ラウンドアップは収穫前に乾燥剤として散布することは推奨されていないということですね」。

私は彼に「ですから、ラウンドアップは乾燥剤としては推奨されていません」と言ってもらいたかったのですが、彼は自分のことも、会社のことも、「モンサントがラウンドアップを乾燥剤として散布することを推奨している」と記録に残るような立場に置くことはしませんでした。興味深いことにそれ以来、オンラインのニュース雑誌で、農業指導者たちが農家の人たちに対して、「あなた方は乾燥剤としてラウンドアップを使っていると言うことはできません。その使用は収穫前の除草剤に限定されています」と警告しているのを目にすることがありました。

私が一番気に入っているのは、自分が発言しているときではなく、ある農家の人が立ちあがり、「ラウンドアップではないとすれば、次は何ですか。何かもっと有毒なものになるのでしょうか。あなたが追い求めているものに慎重になってください」と言った場面です。

私は、自分以外の誰かが「ラウンドアップでないとすれば、次は何ですか」と尋ねていることに興奮しました。「そうよ！　彼らは不思議に思いはじめているわ」。私たちが農家の人たちにお願いしたい唯一のこと、それが、代替品を追求する段階に至ってもらうことでした。

農家の人たちには、今まで誤解していたことに気づいてもらいたいと思っていました。農家の人たちが非難されてはいけません。彼らは休む暇もなく働いています。人々のために、縁の下の力持ちに徹しています。責任を負うべきは、世界中の農家や景観を守る庭師や造園家ではなく、世界中の人々を誤った方向に導いたEPAであり、化学企業なのです。

翌年の二〇一六年、私は三人の女性——マウイ島を拠点とするShaka Movementのベス・サヴィット、Kid's Right to Know（子どもの知る権利）・カナダのレイチェル・パラン、そして、マムズ・アクロス・アメリカのアン・テンプルを再び株主総会に送り込む手はずを整え、彼女たち三名ともが、千人の株主たちの前で情熱的に話をし、質問を投げかけてくれました。ただ今回は、質問は一つだけに限られていました。その次の年には再び私が、今度はアンと一緒にその場に出席しました。このときは、会議には六十人ほどしか出席していませんでした。私は彼らに向かって語りかけました。「私は昨年もこの場に居合わせたかったのですが、あいにく義父の葬儀の日と重なってしまい、そちらに出席していました。義父は生前ラウンドアップを使用し、肝臓の疾患で亡くなりました。私は今年、ラウンドアップが肝臓の疾患を引き起こすことを証明する研究を携えて、この場に舞い戻りました」。

最前列に座る取締役たちの眼には不安の色が浮かんでいましたが、私は真っすぐに彼らを見つめて、自分の持ち時間である三分間、話し続けました。

この種の対立をモンサントは回避したがっています。彼らは現在、投票に向けて発言者がプレゼンテーションしたあとではなく、その前に投票を実施しています。発言者のプレゼンテーションの効力が投票結果を左右しないようにするためです。私が初めて出席した二〇一五年の株主総会以降、連邦政府の法案は、株主の代理人たちが株主総会に出席することを完全に制限し、株主総会を実地（直接）ではなくオンラインをとおして遠隔（間接）で開催することを連邦法の下で有効とするよう求めてきました。これによって、主催者である企業側は、誰に、何分間、厳格なルールの下で話をしてもらうかをコントロールできることになります。この本を執筆している時点では、一株でも所有していれば誰でも企業の株主総会へ出席でき、株主の前で二～三分ほど質問することができていました――ヴァージニア州とデラウェア州を除いて――が、二〇一七年に、定時株主総会を遠隔（間接）で開催できるよう変更されました。その新たな連邦法案は、株主提案を制限し、私のような代理人が株主の前で発言する機会を、株主や市民から奪っています。

ダウ、デュポン、シンジェンタの株主総会

別の大手化学企業の株主総会を訪れた際、私は全く異なる経験をしました。ミシガン州で開催されたダウの株主総会には、抗議者も支援者も、一切出席していませんでした。私一人でした。私が出席できたのは、三十年間、生物工学（バイオエンジニアリング）部門の社員としてダウで勤務したサミュエルが、自分の代わりに私が会議に出席することを手助けしてくれたからで

した。ダウの、世界の人たちに食料を供給する、という使命は間違っていない、と以前サミュエルは私に言い、私の意見には賛同していません。それでも、彼は自由に発言する権利を支持し、私の出席を後押ししてくれました。その寛大な行動は、彼がどんな人物なのかを物語っていました。もし私たち全員が、このような発言の自由を支持し、それぞれの意見に耳を傾ける広い心を持てば、私たちもこの国を彼のような寛大なものにすることができるでしょう。私は心を打たれました。私は彼に、あなたの価値観について、私の息子たちに必ず話して聞かせます、と約束しました。のちにある夕食時に息子たちに彼の話をすると、息子たちは口をアルファベットのＯ（オー）のようにして驚いていました。息子たちは、それぞれの考えや意見がどんなものであれ、まだ私たちがお互いを称えあうことができることを学びました。

しかしながら、彼の会社の前ＣＥＯ（私が株主総会に出席した当時のＣＥＯ）は、そこまで寛大ではありませんでした。ダウのＣＥＯは、議題になっていること以外の話題について質問することを禁じていたので、私は限られた範囲で考え、コメントを彼らの話題に沿ったものにしなければなりませんでした。

その後、ある株主が声をかけてくれました。「あなたの言いたいことはよくわかった、ダウも毒素とは縁を切り、方向転換をすべきだということを十分認識し、自分たちのことを恥じているよ」と言って私を安心させてくれました。また、ダウのサステナビリティ（持続可能性）推進部の部長が私に近づいてきて、会議が終わったら話をしたいと言ってきました。私たちは彼らがこれまでに開発してきた、海水に流れ込んだ石油や汚染物質を浄化する科学技術について語りあうことができ、私は希望の光を感じました。その後、会議室を出て駐車場を歩いていると、今度はダウの元社員が近寄ってきました。その女性は自分の家族の病気について、彼女の住む町でどのようにしてがんが蔓延したのかについて、そして私が声をあげたことに彼女がどれほど感謝しているかについて、次から次へと語ってくれました。訴えるような真剣な眼差しで、彼女は私に「どうかあきらめないでください」と言いました。彼女の目が涙でいっぱいになったとき、私は彼女の両手を握りました。「私は決してあきらめません」と答えました。私には価値のある株主総会でした。

後日、今度はメリーランド州で開催されたデュポンの株主総会へ出席しました。そこでは堂々たる演出――明るい照明、巨大なタイマー、派手な映像、そしてトニー・ロビンズのように振るまうCEO――がありました。まさにショーでした。デュポンの会議室にいた運動家は私だけではなく、少なくともほかに十二人ほどが参加し、デュポンが一切責任を負わない有毒廃棄物、公害、大勢のがん患者、知的財産の窃盗罪による告訴について質問しました。この人たちが、何年もの間、中には何十年もの間、毎年ここに来ていることは明らかでした。このような人たち全員が、この巨大化学企業の行為に苦しめられてきたのでした。その瞬間、なぜデュポンがここまでして自分たちのことをよく見せなければならないのかがわかりました。デュポンの実態が相当ひどいものだった――そして今なおひどい――からでした。

続いて紹介するのはスイスで開催されたシンジェンタの株主総会です。開催の前日に、私の入場が許可されないかもしれないことがわかり、私がそのことをマムズ・アクロス・アメリカの支援者である母親たちに話すと、彼女たちは本社に電話やメールで私を中に入れるようお願いしてくれました。

私は本社に到着したあと、受付では入場登録をしてもらうことができなかったので、法務部のトップと直接話をしました。堂々巡りを繰り返したあと、別棟に入っている研究、開発、コミュニケーションの三部門のそれぞれのトップと面会することが許されました。

部門のトップは全員女性でした。私が化学企業によってつくられた完璧な利益循環、すなわち、化学企業が人々を病気にして、その姉妹企業が人々の病気を治すことについて指摘した際、彼女たちは驚き、冷笑し、シンジェンタはそのようなシナリオに加担していない、ときっぱり否定しました。私はシンジェンタの姉妹企業であるアストラゼネカに関する報告文書によると、アストラゼネカは殺虫剤によって引き起こされることが証明されている症状を治療するための薬剤を四百以上も製造している、という例をあげて反論しました。彼女たちは黙り込んでしまい、見るからに動揺していました。私にはとても信じられませんでしたが、彼女たちはこのことを今まで一切知らなかったようでした。

私はモンサント、ダウ、デュポンのCEOに対してやってきたように、シンジェンタの社員にも同じこと、つまり毒素と縁を切り、方向転換することを要求しました。この三人の女性たちは、先ほどよりもはるかに熱心に耳を傾けてくれているように見えました。彼女たちのギアが入り、思いやりをもって対応してくれていることがわかりました。私は彼女たちと対談の機会を持てたことに感謝しました。その年の終わりに、シンジェンタがグリホサートの販売を意図的に縮小する、との声明を出したことを知り、私は驚きました。

またキャリー・ジラムは、二〇一五年五月五日付の *St. Louis Dispatch* で次のように報告しています。

ＥＰＡは近々グリホサートに関する次のリスクアセスメントの草案を、モンサントやその他の農業企業がバイオ殺虫剤を開発している最中に発表します。バイオ殺虫剤は、合成化学物質ではなく、植物や土中の微生物といった自然由来の殺虫剤で、一部の人たちからはこれまでの殺虫剤の代替品になると期待されています。化学物質安全性・汚染防止部長官補佐のジム・ジョーンズは、「バイオ殺虫剤は人類の健康や環境に大変有益であるという理由から、ＥＰＡはその開発を奨励している。バイオ殺虫剤の使用が増えていけば、農業界ではバイオ殺虫剤が合成化学物質を追い抜くかもしれない」と語りました。

この記事を読み、私はバイオ殺虫剤への疑念を感じつつも、合成化学物質からの脱却を喜びました。

企業の思惑

疲れが増し、行動するのをやめたくなってきたときには思い出してください。モンサントやシンジェンタ、バイエル、ＢＡＳＦ、ダウ、デュポンの歩みは止まっていない、ということを。彼らはより規模を拡大するために合併し、さらに強力になろうとしています。あなたの子どもたちは、こうしている間にも成長を続けています。隣の家には、そこの家主が除草剤を散布したくなるほど雑草が生え続けています。あなたの家族は、日々食べものの選択に迫られます。まずは一息ついて、子どもたちを抱き寄せ、愛する人にキスをしてください。それからもう一度立ちあがり、継続してください。学び続けてください。最も重要なのは、私たちへの食料供給や街をより安全なものにするために何らかの行動を起こしている人に会い、その人たちの言うことに耳を傾け、応援することです。行動を起こしている誰かのそばにいると、とても鼓舞されるでしょう。あなたはきっと継続する強さを見つけられる。私は約束します。

二〇一六年春、モンサントはルイジアナ州にあるジカンバ（グリホサートの代替品）製造のための新しい生産設備に九億七千五百万ドルを投資したこと、またアリゾナ州に新たな施設を建設する計画があることを誇らしげに発表しました。翌二〇一七年春には四つの州でジカンバをベースとする除草剤が禁止されたにもかかわらず、EPAはジカンバをベースとする除草剤の使用を容認し続けています。またモンサントは自分たちの株主に利益をもたらすために、さまざまな化学物質を延々と使い続けるよう農家の人たちに依頼し続けています。同年夏には、「ラウンドアップ・レディ＋(プラス)農作物マネジメント・ソリューションズ・プラットフォーム2018」の中で、モンサントがヴァレントU.S.A.LLCとの提携を拡大することを発表しました。彼らは新しい改良された除草剤を農家の人たちに販売することを計画しています。モンサントは、よりいっそう大量の有毒化学物質で雑草を押さえ込むことを考え続けているのです。

一方、グリホサート除草剤に耐性を持つ雑草は当初の三十八種だけではなくなり、それが農家の人たちの悩みの種になっています。過去四十年、特に後半の二十年に集中的に実施されてきた農薬漬けの農業のせいで、土中の微生物は激減しています。たとえば、英国のある地域では、三～四十年間、つまり二世代弱の間は、表土を使用しないことを計画しています。モンサントは現在、遺伝子組み換えを行い、土中の微生物の特許を取得しています。彼らは自分たちが招いた混乱に乗じて、金儲けをしようと計画しているのです。

化学企業の思惑は、化学製品や特許取得済みの遺伝子組み換えの種子をできるだけ多く販売し、それによって食料供給と化学製品市場の両方をコントロールすることにあります。こうすることで、反対派を黙らせようとしているのです。私がこれを直接目の当たりにしたのは二〇一五年のことでした。

非公式には「ボーローグ対話」――そこで、その年の、一番の遺伝子組み換え支援者に世界食品賞を授与する――として知られる、ノーマン・E・ボーローグ国際シンポジウムへ出席するため、アイオワ州へ行ったときのことです。それは遺伝子組み換えへの愛にあふれる巨大な祭典で、USDA（農務省）やFDA（食品医薬品局）といった政府機関、グーグルやスターバックス、モンサント、ダウ、デュポンといった企業のCEO、バンクオブアフリカといった銀行、マラウィの首相といった要人、そしてビル&メリンダ・ゲーツ財団といったNPOで会場は埋め尽くされていました。最初に参加した小さめのパネルディスカッションで、私は国連の報告書を持ち出し、「手遅れになる前に目を覚まして・オーガニック食品が世界中の人に食料を供給する唯一の手段」という箇所を参照しましたが、その報告書はくだらない意見だと片づけられました。その部屋は明らかに緊張感に包まれていました。終盤にはスーツを着た一人の女性から、ほかのパネリストたちに近づくのを物理的に制止されました。私がその女性の目を見て問いただすと、ようやく彼女は身を引きました。その後メインの会場で千人の観客を前に、ビル&メリンダ・ゲイツ財団を代表して来たチェルシー・クリントン、モンサント、スターバックス、グーグルのCTO（最高技術責任者）やCEOが登壇した際、観客たちは先ほどとは打って変わって人当たりがよくなりました。そこでは、マイクでの質問は受けつけないことがアナウンスされました。あくまで現代風を貫き、ツイッターのみで質問を受けつける、とのことでした。私がマイクに向かうのを阻止したのです。私が口にするかもしれないことを恐れていたのです。ですから私は、ラウンドアップ、出生異常、がん、と次々に質問をツイートしました。司会者の顔に嫌悪感が漂うのがわかりました。パネリストたちは明らかに私の質問に困惑し、完全に無視を決め込みました。

また、化学企業が遺伝子組み換え作物について学生たちを洗脳する現場も目の当たりにしました。そうでなければ、奨学金を得ている優秀な高校生や大学生が、誇らしげに化学企業の御題目をオウムのように繰り返しはしません。私の隣に座っていた、一流のミッドウェスタン大学に通う学生——ここではサディーと呼ぶことにします——が、私を信用して秘密を打ち明けてくれました。彼女によると、農学を専攻した生徒はもれなくボーナスをもらうことを教授が認めているというのです。サディーは教授へ、はっきりと獣医になりたいことを伝えたにもかかわらず、教授からはボーローグ対話に出席し、遺伝子組み換え作物を受け入れるよう圧力を受けたのでした。小学生たちも同じように洗脳を受けています。連邦教育法が、企業が公立学校へ資金提供することを許しているため、子どもたちがタブレット端末を使って科学の授業を受けている最中に、遺伝子組み換えを宣伝する、フェイスブックに投稿されている数え切れないほどの写真が不意に表示（ポップアップ）されます。私たちが企業の思惑を見抜き行動を起こさなければ、次の世代は確実に洗脳されてしまいます。

なぜ化学企業は現業の継続が容認されているのか。多くの人が疑問に思っています。彼らはどうすればば良心に恥じないでいられるのでしょうか。両方の疑問への答えが、お金です。彼らの歩みを止めることができる唯一の方法は、彼らが金儲けを続けられなくなる状況に追い込むことです。自分たちのやっていることが、もはや経済的に実現可能でなくなるまで、彼らはひたすら継続することでしょう。モンサントで働いている人の中には、自分たちがいかに強欲で悪いことをやっているのかわかっていない人もいることを理解しなければいけません。従業員の人たちは、自分たちがいかに立派であるか、また、モンサントは人間が生き残っていくためにいかに重要な科学技術を世界にもたらしているかを口にする経営陣を信じているのです。しかし、その経営陣は、株主に利益をもたらすことが法律で義務づけられています。一旦科学技術に投資してしまえば、それが彼らの思っていたとおりに機能しようがしまいが、ほとんど重要ではないのです。自分たちの投資を回収し儲けが出るように、どうにかしてそれを機能させる方法を見つけるか、それを受け入れてくれるほかの国を見つけるかするだけです。これが、米国ではDDTが禁止されているにもかかわらず、第三世界諸国ではいまだに販売されている理由です。モンサントは、アフリカを遺伝子組み換え種子の新たな開拓地として標的にしています。広い土地と多くの人口を有するアフリカは、これまでに遺伝子組み換え作物の悪影響を何ら経験したことのない場所です。彼らの土地や水や子どもたちにこれから起こることや、アフリカ全土に有毒な遺伝子組み換えや農薬漬けの農業が浸透することを考えると、私はゾッとします。

二週間にわたってオーストラリアとニュージーランドの各地で講演していた際に出会ったアフリカ・ウガンダ出身のアリス・グリーソンが、彼女の故郷の村で試作されている遺伝子組み換え農作物の影響に関するインタビューに応じてくれました。アリスはインタビューの中で、自分の父母、姉妹、そして村人の糖尿病や病気、死について語っています。それは彼女の家族の農場から出た農薬によって引き起こされたものだと彼女は確信しています。そうした経験談に基づき、彼女はモンサントが遺伝子組み換え作物の恩恵と主張するすべての根拠を一蹴し、さらには、モンサントが遺伝子組み換え作物の試作を秘密裏に実行していることさえあることを話してくれました。また、アリス自身は九度の流産を経験しました。その後、自分の食事から遺伝子組み換えの加工食品やミルクを排除し、三十代の後半に三人の健康な子どもを出産しました。さらには、モンサントの農薬が土壌を破壊したため、その二～三年後には、かつて育てていたさまざまな農作物がつくれなくなり、村人たちは飢えに苦しむようになったと言います。遺伝子組み換えトウモロコシが、モンサントが約束したような恩恵を彼女の村にもたらすことはありませんでした。村人たちにとって遺伝子組み換えトウモロコシは、まるで死刑宣告でした。

アリスはそうした危害や死を止めたいという気持ちから、自分の話を私に語ってくれました。彼女は自分の周りの人たち、すべての人々を愛し、安全で健康に暮らしてほしいと願っています。

また、こんな話もしてくれました。以前、アリスがヴァンダナ・シヴァ女史の講演に参加した際、シヴァ女史から「ウガンダで、モンサントに対して立ちあがる人になりなさい。あなた。そう、あなたです。今、この瞬間にリーダーになりなさい」と言われたそうです。シヴァ女史は決して「あなたがリーダーになりたいと思うなら」、「あなたに時間があるときに」とは言いませんでした。今がそのときだからです。

第十一章　大きな困難を乗り越えて対立を解決する

闇で闇を追い払うことはできない。光のみがそれを成し得る。
憎しみで憎しみを追い払うことはできない。愛のみがそれを成し得る。
――マーティン・ルーサー・キング・ジュニア

コミュニティの人たちと連携し、共通の目標に向かって邁進するとき、そのすべてが、手をつないで"Kumbaya（ゴスペル）"を歌うような関係でいられるものばかりではありません。あなたが今後一緒に運動していく人の中には、大変情熱的で運動の理念に献身的であると同時に、とてもエキセントリックな人たちも大勢います。あなたには、そのような人たちの使命を奪うことはできませんが、奇行をやめてもらうことはできます。また、匿名で行われるインターネット交流の世界では、誰が誰で、何が現実なのか、あなたには全くわからないと思います。誰もが何でも発言することができます。パソコンや携帯電話の画面の陰に隠れていると、人はお互いのことを批判しがちです。ですから、そこで何か面倒なことを引き受ける際は、エキセントリックな人や情熱的な人が、そしてあなたの側についている人でさえもが、あなたの発言や行動に腹を立てることがある、と予想して、いかなる問題も自ら解決するつもりでいてください。

仮面を被ったハクティビスト（社会的・政治的な主張を目的としたハッキング活動を行う者）の団体が、私たちマムズ・アクロス・アメリカと一緒に独立記念日のパレードに参加しようとしていることがわかったとき、私の心の中には不安が広がりました。彼らはパレードをモンサントに抗議するチャンスと捉え、そこで不吉な黒と白の仮面を被ることを計画していました。私はマムズ・アクロス・アメリカの支援者たちに相談しました。

マムズ・アクロス・アメリカの母親たちは、彼らの計画を快く思いませんでした。「私の六歳の子どもの前で、『F**k（タブー語）モンサント』と書かれたシャツを着られるのは困るわ」、「私の子どもたちの周りに仮面を被った人たちがいるのは、あまりよい気はしないわ」、「パレードは抗議の場ではないわ。私たちと一緒に仮面の集団が現れたら、私たちは来年パレードに戻ってこられなくなるわよ」、「私たちのウェブサイトに仮面を被っている人なんて載せられないわ」。彼女たちは口々に言いました。

私たち全員の意見は、ある点を除いて一致していました。それは、どうやってその事態に対処すべきか、という点でした。支援者の母親の一人は、パレードに参加するかもしれない団体のリーダーに、ハクティビストたちに仮面やどくろ印のシャツを身に着けないよう言ってもらうよう、私に頼んできました。パレードを家族連れが参加するのにふさわしいものにするための依頼でした。しかし、私は気が進みませんでした。私は自分が推進してきたイベントに関して、誰であってもその人に対して、自分のために何かを要求したくはなかったからです。それは弱くて意気地なしがすることのように感じていました。しかし不本意ながら、この母親から依頼されたとおりに行動しました。それが私の選択でした。けれども今になってみれば、それが最善の選択ではなかったことがわかります。

私はその団体のリーダーに電話をかけて話をしましたが、彼女はそれは仲間外れであり、自由大国アメリカの精神に反するものだと感じ、私の依頼を受けようとはしませんでした。この時点で、すでに私の直感は狂ったように疼いていました。私はため息をつき、心底躊躇いながら、とにかく私の言うとおりにしてほしい、と彼女に伝えました。この行事は皆さんが思っているものとは異なることを、団体の皆さんにわかってもらうようお願いしました。この行事は抗議の場ではありません。アメリカ国民全員のお祝いです。抗議活動をすることは断じてふさわしくないのです。私は、誰かの家の裏庭でバーベキューをする際に抗議活動はしないはずだ、というたとえを用いて説明しました。しかし、彼女は私の依頼を検閲と捉え、私への要求をネットに投稿したのです。彼女がやりたくてやったわけではない（少なくとも、彼女は信頼の置ける人）のかもしれません。けれども、それがSh*t（タブー語）の嵐を招きました。

何の前触れもなく、私は世界中から暴力の脅迫を受けることになりました。「F**k you!」、「お前のことを見かけたら、頭にレンガを投げてやる」、「お前の人生なんか、その気になれば抹消することだってできるんだ、覚えておけ」など。メッセージは、理念への反対という一線を越え、私に対する敵意をあらわにしていました。そのような言葉は、私に重い疲労をもたらしました。家族や自分の命の危険さえ感じました。彼らは私の夫の勤め先であるヘルスケア医療機器会社とモンサントとの関連を見つけ出そうとしました。私の夫は、ソフトウェアを管理するＩＴ屋で、モンサントとは一切関係はありませんでしたが、自らの職を追われ、その結果として私たち家族を守り続けることができなくなる危険を感じました。

ハクティビストたちは私たちの身辺を調査しはじめ、一時、モンサントが夫の勤め先から医療機器や臨床試験に使用する器具を購入していたことを突き止めました。彼らは「ワールド・ウォー・Z（世界大戦Z）」というページをつくってフェイスブックに投稿しました。そこにはゾンビだらけの世の終末を描く映画のワンシーンが描かれ、俳優の顔のところに夫と私の顔が当てはめられ、私たちは燃え盛る炎から逃げ、夫の勤め先のロゴの画像が加工された建物は倒壊していました。彼らは私の写真を女帝のようにして投稿し、私のことを自己陶酔的なカルト集団の指導者と呼びました。

不幸にも、夫の勤め先が販売している器具の一つが遺伝子銃であり、多くの遺伝子組み換え作物をつくるために使われてきたことがわかったときには、私たちは衝撃を受けました。それはアルツハイマーや白血病の研究にも使用されているものですが、彼らはまるで〝決定的な証拠〟をつかんだようでした。私の心は不安と怒りでいっぱいになりました。

夫が、自分の勤務先がモンサントに研究器具を販売していたなんて知らなかったと言った際、私は彼に対して腹を立てました。自分が夫のことを信じているのかよくわからなくなりました。そしてこのようなハクティビストたちが、私たち夫婦の関係にまで影響を及ぼしていることにいっそう腹が立ちました。

モンサントだけでなく何千という企業が夫の勤務先から医療機器を購入しているという現実にまで考えが及ばない人もいたのかもしれません。同様に、夫の勤め先だけでなく何千という企業がモンサントに商品を販売していましたが、それすなわちモンサントとその企業がグルになっているというわけではありません。

それでもまだ、モンサントと夫の勤務先につながりがあると思われているために、マムズ・アクロス・アメリカが何らかの形で信頼を失ってしまうのではないかと私は感じていました。次から次へと脅迫が投稿されるフェイスブックのページを、私は絶えずチェックし、それらを削除しなければなりませんでした。

私は病気になりました。一ヵ月くらいで、約八キロ体重が落ち、最終的に五一キロになりました。毎晩不安で眠ることができず、動悸がすることもありました。

ハクティビストたちが夫の勤務先を公にすると脅し、それによって夫が仕事を失うことを恐れました。夫がこのことを上司に話したところ、上司は独自のセキュリティチームを編成し、私たちが気づいていたよりもさらに多くの攻撃を発見しました。ハクティビストたちは、自分たちが検閲されていると感じました。私はセキュリティチームの必要性や一連の対応について一切異存はありませんでしたが、ハクティビストたちを検閲することは私の意図するところではありませんでした。私たちはただ、マムズ・アクロス・アメリカが思い描いてきたやり方でイベントに参加したいだけでした。私は恐怖と後悔と不安と闘いました。胃は絶えず捻じれ、締めつけられていました。

家族皆で独立記念日のパレードに参加するために、車でコネチカット州をめざす途次、遺伝子組み換えトウモロコシの畑を通過し、母親たちのグループにチラシを配りながら、私は常に、インターネットに接続できる無線ＬＡＮアクセスポイントを探しては自分のフェイスブックのページを確認し、コメントを消す作業を繰り返しました。こうした攻撃のストレスに晒された結果、旅路の動画ブログの撮影や定期的な投稿を一切できず、それは、私にとっても、マムズ・アクロス・アメリカの支援者たちにとっても大きな損失でした。全国のオーガニックの農家や支援者との交流によって激励されたかもしれないのに。

私はこの修羅場に注目を集めたくなかったので、ハクティビストたちとの試練について誰にも話をしませんでした。皆にパレードの成功に集中してもらいたかったのです。しかし、すべての引き金となった、電話をするよう私に懇願した母親にだけ、このことを話しました。私はハクティビストのリーダーがなぜこのようなことをするのか、よくわかっていました。私たちの依頼は、彼女が支持するものに反していたのです。そもそも、それを彼女に依頼した私が間違っていました。今日に至るまで、私は彼女のことを悪く思ったことはありません。しかし当時は、正直に言ってとてもこたえました。リーダーの彼女に対しても、リーダーに電話をするよう懇願した母親に対しても、ものすごいストレスがあったということを今でははっきり自覚しています。私は起きてしまったすべてのことに対してとても申し訳なく思いました。

ハクティビストたちとの一件の解決に長い時間を要しました。そして、パレードの当日。仮面を被った人たちは現れず、ようやく私は安堵しました。しかし、パレードの二〜三日後、ほかのハクティビストから、モンサントとつながりがあると思われていることにまつわる攻撃が再び開始され、ほかの協力者たちや支援者たちに関する投稿まではじまりました。彼らはそれをドキシング（他人の個人情報をインターネット上に晒す行為）と呼びます。複数のハクティビストたちが、ある人物を徹底的に調査し、見つかったことのすべてを投稿します。私の生家の写真が投稿されたときには、さすがに度が過ぎていると、恐怖を感じました。

私が暮らすカリフォルニア州のリーダーの一人であるジェシカは、分別があると思われるハクティビストの一人と友だちになり、その人が健康問題を抱えて家から出られない女性であることを突き止めました。そして、その女性に、ほかのハクティビストたちにフェイスブックを起動し、個人的なメッセージをやり取りするスレッドを立てて、会話をはじめてもらうよう頼みました。それから、私はジェシカからの電話での指示に従い、ノートパソコンをオンラインの状態にして、彼らと〝話をする〟準備をしました。

それは夜十時ごろで、土砂降りのコネチカット州でのことでした。所々雨でつぶれたテントの中で眠っている私の子どもたちを除けば、私しかいませんでした。夫は仕事のため、先に飛行機でカリフォルニアへ戻っていました。携帯電話はジェシカとつながったまま。メッセージのスレッドは目の前のパソコンに表示されていました。彼らは私へ、非難に次ぐ非難を投げつけてきました。「二度と私たちに何をすべきか指示しないで」、「あなたの夫はモンサントとグルよ」、「あなたはモンサントで金儲けしているの。反対派にコントロールされているのよ」。

彼らは私のことを潜入者だと言いました。つまり、モンサントのために密かに動いていて、遺伝子組み換え作物が禁止されないために、遺伝子組み換え作物の表示を進める汚れ仕事を請負っている、とのことでした。信じられませんでした。私は一日八〜十時間働く日もあり、ウェブサイトを立ちあげ、チラシ作成の資金集めのためにスポンサーを探し、チラシを描き、全国規模のイベントに参加するためにTシャツやステッカー、グッズを企画して――すべてボランティアで……。それを私が毒を盛る企業のために働いていると思っているなんて。誰かが私のことをそんな悪党だと思っているかもしれないと思うと、心がえぐられるようでした。あらゆる非難を受け、うんざりした気持ちになり、光や愛が失われていくように感じ、心が痛みました。そして、恐怖に陥りました。

私は何とか平常心を保ち、思考を明確化しました。「私は依頼をしました」と私は言いました。「それがよくなかった。私は誰に対してもそのような自分のための依頼をすべきではありませんでした」。

するとハクティビストの一人が、私から依頼をされた自分たちのリーダーを責めはじめました。「違う、違うの」。私は言いました。「私が間違っていたの。責任は私にあります。彼女を追い込まないで」。すると彼らは、「とにかく誰からも何をすべきだと指示されたくない」と言いました。「私が、あなた方に何をすべきだと指示したように感じさせてしまったのなら申し訳なく思います。あなた方がなぜそう感じてしまったのかを私は理解しています。それは私の意図するところではありませんでした。私はあなた方に、私たちと一緒にパレードに参加してほしかった。ただ、仮面や、品のない言葉、どくろ印のシャツを身に着けて参加するのはよしてもらいたかった。私たちはただこのイベントを、母親たちにとって安心感が得られるようなものにしたかっただけです」。

彼らは、全国を横断して旅をしているときの写真の中で、私の息子がどくろ印のTシャツを着ていたことを指摘しました。私は、十歳の子どもが「Game Over（ゲームオーバー）」というテレビゲームのシンボルが描かれた洋服を着ることと、家族のためのパレードで成人男性が仮面やどくろ印のシャツを身に着けることとはわけが違うと返答しました。

私は、「あなたが誰かのパーティー、たとえば誕生日パーティーなどに行く際は、それにふさわしいものを着ていくでしょう」と説明しました。このとき、彼らは私が何を言っているのか、理解しはじめたのだと思います。

彼らが遺伝子銃の話を持ち出した際、私は次のようにメッセージを書きました。「その機器はアルツハイマーや白血病の研究にも使われているものです。私の遠い親戚には、それらの病気で亡くなってしまった人がいます。あなた方にはそのような方がいますか」。さらに私は、次のように続けました。「医療機器は善にも悪にも利用されます、まるでペンのように、あるいはフェイスブックのページのように」。私は彼らがつくった「世界大戦Z（ゼン）」のページを参照して言いました。そして、「ところで、とても賢いわね」と私は書きました。それに対して「LOL（爆笑）」との返信がありました。

そのとき、急に緊張が解けました。私たちは、夫や私の個人的なことではなく、理念についてもっと多くのことを語りはじめました。それからまもなくして、マムズ・アクロス・アメリカの母親たちがどれほど純粋に自分たちの子どもたちを愛しているのか、私たちがどれほど健康的な未来を望んでいるのか、そして、どれほど私たちがこの特別なイベントを家族連れが参加するのにふさわしいものにしたかったのかということを伝えると、彼らは私を攻撃しているフェイスブックのページを削除し、〝閉鎖〟することに同意しました。

私はその夜、泣きじゃくりました。ずっと不安だったこの数ヵ月間のストレスから解放されはじめるのを感じました。

それから一～二日が経って、フェイスブックをとおして、ハクティビストのグループから添付のあるメッセージを受信しました。そこには、私たちの理念を後押しすることになるかもしれないモンサントに関する情報が含まれていました。私はびっくりしました。彼らが応援しようとしてくれている。残りの不安が体中からすべて消え去り、ついに、私たちが再び同じ側に立てたと感じました。そして、彼らは「今後何か必要なものがあれば、遠慮なく言ってください」と。そのときのうれしさは、言葉では表現できません。何という奇跡でしょう。全身に打ち寄せる安心感が、激しい不安を感じた数ヵ月をなだめてくれました。私はジェシカに熱烈に感謝しました。また、コミュニケーション術、特にストレスや対立があるときにこそ人に感謝をすることを学べたことを非常にうれしく思いました。

ただ、ハクティビストたちの情報を使用することやその入手方法が、法的に問題がないかどうかはわかりませんでした。訴訟に発展する恐れのあることはやりたくありませんでした。その情報は、モンサントの製品に関することではなく、社員に関することで、事実ではないかもしれなかったので、確信を持って使用することはできませんでした。

一方、モンサントはこうした倫理を一切働かせていませんでした。公表された発見文書によると、モンサントは数十年にわたり、報告書を偽装し、グリホサート除草剤の害を隠す文書を書いてもらうために科学者たちを買収することに忙しかったようです。また、何百という人たちを買収し、オンライン上で私のような人間を攻撃していました。私に非難を浴びせ、ハクティビストを扇動して怒らせた人たちの多くが、モンサントの社員だったのかもしれません。その真偽を私が知ることは一生ありません。

ただ、このことだけは明確にしておきたいと思います。この種の嫌がらせは、単に陳情書に署名したり、情報画像を見たり、あるいは、抗議のために行進したりする人たちに向けられることはありません。あなたがリーダーシップの重責を担い、自分と反対の意見を持った人たちの生活をとても困難なものに、つまり追い詰めたときに初めて起こるものだと思います。一般的に、活動に加わるだけでは何も起こりません。ですが、私の経験から言うと、あなたがそうした嫌がらせに直面したとしても、それには直面するだけの価値があるのであり、リーダーとしてのあなたの役割は変わりません。そして、その先で、あなたははるかに多くのことを変えていくことになるでしょう。

急所を突かれる

送りつけられてくる誹謗中傷、クリスマスイブに投稿された何百という挑発的なコメント、ウェブサイトのスパム送信者たち、私の家に突然やって来て二〜三日以内に私に対して訴訟を起こすと脅迫する訪問者などの中には、どう見てもその背後に反対派がいることは間違いない場合もありました。一方で、裏で反対派が動いているのかどうか定かではないことが起こる場合もあります。

二〇一六年一月、モンサントの株主総会期間中、マムズ・アクロス・アメリカはモンサント本社を出てすぐのところに、「遺伝子組み換え作物や毒素を回避すると、子どもたちの症状はよくなります。未来に投資してください」と書いた看板を立てました。この一枚の看板が、一つの夢、全国規模のビルボード・キャンペーン（看板を立てるキャンペーン）の支援を得る火つけ役となりました。翌年には、五種類の看板が全国津々浦々、一九一ヵ所に立てられ、毎月五十万人の目に留まることとなりました。

最初の看板を立ててから二週間が経過したころ、夫の会社に、三百人の社員を再編成するための外部コンサルタントがやってきました。夫が所属する部門には数百人の社員がいましたが、夫だけが選抜されました。夫はコンサルタントとの面談で、自分の十四年にわたる功績を振り返りましたが、のちに何の通告もなしに解雇されました。夫はショックに包まれて帰宅しました。私たちは、モンサントが裏で糸を引いていることを証明することはできませんでしたが、モンサントは、私がフルタイムでボランティア活動をし、三年間無収入でマムズ・アクロス・アメリカをつくりあげてこられたのは夫の収入があるからだということに確実に気づいていました。

私たちはこの状況をチャンスと捉えることにしました。

夫のトッドは、マムズ・アクロス・アメリカとともに活動する私の使命は自分の使命でもあると思ってくれていました。夫の解雇は、私たちが長年連れ添ってきた中でたまたま起こった最もよい出来事でした。私たちはそれを自分たちに有利に働かせました。夫はSEO（検索エンジン最適化）を自分の持つ一連の技術的スキルに加えました。また、ほかのウェブサイトの支援や、マムズ・アクロス・アメリカが挑発的なメッセージやスパム送信者を回避する手助けをはじめました。スパム送信者がポルノやライブストリーミングのサッカーゲームを私たちのウェブサイトへ投稿するのを削除したり、ブロックしたりしてくれました。スパム送信者はこうしたネタを投稿することで、相手先のウェブサイトの安全性を低下させます。そうなると、「あなたをグーグルの検索エンジンから除外するかもしれない」という警告がグーグルから送られてきます。グーグルであなたのことが検索できなくなると、あなたはサイバー空間の砂漠にいるのとほぼ同じ状態となります。これは安全なウェブサイトを保有する上での深刻な問題でもありますし、夫の技術と献身がなければ、マムズ・アクロス・アメリカはおそらく今日の規模、フェイスブックとツイッターだけで、月に百五十万を超えるアクセス件数には至らなかったでしょう。夫は一心不乱に使命に専念してくれました。

ほかにも疑わしい出来事がありました。トッドが職を追われてから二〜三ヵ月が経ったころのこと、「ナショナル・トクシン・フリー・ツアー（全国無毒ツアー）2016」の二日目にそれは起こりました。ヘリコプターから私の家族と飼っている犬に除草剤がまかれたのです。

私たちがユタ州にあるオーガニック農場でボランティア活動をしているときのことでした。屋根が開閉式の仮設のビニールハウスの中で作業していました。私は近くの畑に、ヘリコプターから農薬がまかれているのを目にしました。初めは、そのヘリコプターは丘のふもとにある巨大な単一農作物（おそらく遺伝子組み換え作物）農場に農薬を散布しているものと思っていましたが、実際には、私たちがボランティア活動をしているオーガニック農場と単一農作物農場との間にある、草の生い茂った野原に農薬を散布していることに気がつきました。その時点では、なぜそこに農薬がまかれているのかわかりませんでした。私はフェイスブックにライブ映像を流すために、七分間、散布している映像を撮影しました。自分が目にしているものに愕然としていましたが、散布作業はここから一キロくらいありそうな、十分距離のあるところで行われていると思っていて、まさか自分たちに影響が及ぶとは思ってもみませんでした。

撮影している間、私は赤いブラウスと白い大きな帽子というい で立ちで丘の上に立っていました。また、私たちの六〇メートルほど後方には、全国を一緒に旅してきた、赤と白のストライプで、両サイドいっぱいにマムズ・アクロス・アメリカの文字が大きく飾られたキャンピングカーが停めてありました。ですから、ヘリコプターの操縦士の視界に私が入ったのは間違いありません。まもなくして、そのヘリコプターが私の家族がいる場所に近づいて農薬を散布しようとしているように見えたので、私は撮影をやめて、家族にそこを離れるよう伝えるためビニールハウスへ駆け込みました。私が言葉を発する前にけたたましいヘリコプターのプロペラ音が聞こえ、私たちの頭上に一筋の白い農薬を直接振りかけるヘリコプターの噴霧器が見えました。

私は、「今すぐここを出て! みんな、行くわよ」と思わず叫び、飼っている犬を抱きかかえ、子どもたちが私の傍を走っていることを確認しました。私たちがビニールハウスから離れると、たちまち次男のボディの鼻から鼻血がぽたぽたと滴りはじめました。私はショックでめまいがしました。このことを公にしなければならない、誰かにこの責任を取ってもらわなければならないと感じたので、すぐにその状況を写真に収めました。

ヘリコプターの操縦士は、私たちが逃げ惑っているのを見ても散布をやめることなく、さらに噴きかけてきました。私は記録するために「彼が散布しているのが何の農薬なのかをすぐさま明らかにする必要がある」と言いながらそれを撮影しました。しかし実際に撮影した映像には何のコメントも残っておらず、それこそ家族がただ農薬を散布されているところだけが映っていました。私は混乱していたのだと思います。けれども、私たちは間違いなく農薬を散布されました。私たちは咳き込み、喉は痛み、衣服からは異臭がし、息子の鼻からは出血が止まりませんでした。漂っている農薬をこれ以上吸い込むのを防ぐため、私は家族をキャンピングカーへ連れていきましたが、衣服を脱いでシャワーを浴びるように言うことさえ考えが及びませんでした。けれども、農場の所有者に電話をしなければならないことはわかっていました。警察にも届け出ると、数分後、農薬散布の依頼主であるユタ州野生生物資源課のトップとともに警察がやってきました。依頼主は不安そうで、険しい表情をしていました。

私は最初に、何の農薬をまいたのかを尋ねました。依頼主はあとずさり、イマザピックという活性薬品原材料を含む、有毒な除草剤である「プラトー」を積んだトラックのほうを向いて手招きしました。この事件後にさらなる調査を進めたところ、イマザピックを禁止するために尽力しているコロラド州の弁護士が、イマザピックが神経損傷や神経毒性を引き起こす、市場で最も有毒な除草剤だと述べていたことがわかりました。

なぜ散布したのかを尋ねると、彼は、多年生雑草が畑のネズミや土着の動物のエサとなるように、外来の一年生雑草を除去しようとしていたと説明しました。

彼は厳粛に言いました。

「私たちは、これまで一度もこの畑に散布したことはありません。おそらく二度と散布しないでしょう」。

「じゃあ何で今日まいたのですか？　どうして私の家族がここにいる、まさにその日なわけ？」

私は相当腹を立て、頭に血が上りそうでした。

彼は顔を赤くし、厳しい顔つきになり、唾を飛ばしながら大声でまくし立てました。

「わかりませんよ。運が悪かったんじゃないですか」。

私にはそれが罪の意識と恥ずかしさの高まりに思えました。疑念が募り、それを証明することはできませんでしたが、この事故が意図的なものだったことを直感しました。

このようなやり方で運動家が標的にされるのは初めてではありませんでした。ほかの運動家たちからは、低空飛行している飛行機から自分たちの不動産資産へ農薬がまかれた話を聞きました。

腹が立ちました。家族を守る母親の激しい怒りが込みあげてきました。私は彼に今回の被害、生涯にわたるかもしれない害の責任を取るよう要求しました。もし息子たちが神経損傷を患ったら、その治療費を払う意思があるかどうかを尋ねました。もし息子たちがこうした農薬のせいで、将来、生殖能力を持てなくなってしまったら、どう責任を取ってくれるのでしょうか。

そのときヘリコプターの操縦士と、農薬を積んだトラックの運転手が姿を現しました。二人とも二十二歳くらいで、目が充血し、気分が高揚しているようでした。操縦士はニヤニヤ笑っていました。

「何がおかしいの」。

私は強い口調で尋ねました。

「何もおかしくないさ」。

彼は言いました。

「自分の仕事をしているだけだよ」。

私は怒りを収めることができませんでした。

「笑い事ではすまされない。私の子どもたちの残りの人生に影響するかもしれないことを認識すべきよ」。

と彼に言いました。彼は私が訴訟を起こし、ユタ州野生生物資源課ではなく、彼を訴えたとしても、自ら情報を提供すると言いました。

「前にも、四度か五度訴えられたことがあったんだ」。

彼は自慢するように言いました。

「でも誰も勝ったことはないよ」。

その場にいた全員、警察官、依頼主、散布した張本人（ヘリコプターの操縦士）、トラックの運転手が口をそろえて、動揺するな、その農薬はＥＰＡ（環境保護庁）が安全だと判断しているものだと言いました。

「私はちょうど先週、ワシントンＤＣでのＥＰＡとの面談から戻ってきたところです」。

彼らは啞然としていましたが、私は構わず講義をはじめました。

「科学者たちのあるチームと一緒に行ってきました。ＥＰＡは、世界で最も広く使用されている除草剤の最終製剤に関して、安全性を証明する血液分析を用いた長期間の動物研究を一つも実施していないことを私がいる前で認めました。一つもです。なぜでしょう。彼らの方針ではないからです。彼らは、最終製剤ではなく、活性薬品原材料として公表されているもののうち一つの要素に対してだけ安全性試験を実施することが義務づけられているのです。つまり、プラトーを含むどんな殺虫剤や除草剤の最終製剤に対しても、安全性試験は実施されていません。一切。ですから、あなたも、あなた

も、あなたも、あなたも、誰も何か科学的根拠を以て、たった今私の家族に散布したものが安全だと言うことはできないのです。誰も」。

私は怒り狂っていました。警察官も、依頼主も、散布した張本人も、トラックの運転手も、全員がオーガニック農場を調べに出て行きました。彼らは手のひらを返すように、親しげに私に接してきたため、私は怪しいと思い、私も彼らについて行きました。警察官は結局何もしませんでした。散布した張本人が逮捕されることもありませんでした。散布した張本人は付けあがったままでした。また、彼のパートナーである運転手までこんなことを言ってきました。

「あんたさ、俺たちにどうしろって言うのさ。（シェールガス開発の）水圧破砕の仕事に戻れってか」。それを聞いて私は、私たちの国には、地球を毒する仕事にしか就けないと思っている若者が少なからずいることに悲しくなりました。現在の食料システムも、雑草管理も、その根底には、仕事不足（就業機会の欠如）があるのです。複雑な問題です。

結局、散布の加害者たちとの話は、私にとって全く意味を成しませんでした。私はいらだちを募らせました。私たちはキャンピングカーの荷づくりをすませ、検査を受けに病院へ向かいました。家族が重傷を負っているかもしれないなどとは考えたくもありませんでしたが、はっきりさせる必要がありました。その上、訴訟を起こすのであれば、病院での検査は必須でした。

一連の簡易検査をすませたあと、医者たちからは良好と判断され、「あなた方が予想していたようなことは何も見られないので、シャワーを浴びてください」と告げられました。そこの医者は私たちの尿や血液について、化学物質の検査を実施することはできなかったため、私はとにかく私たちのサンプルだけでも採集しておくことができないか頼んでみました。そうすれば、ほかの誰かにそのサンプルを検査してもらえるかもしれないと思ったからです。病院のスタッフが同意してくれたので、私たちは病院から渡された家族全員分の硬い青色の蓋がついた頑丈なプラスチックの容器に尿を採集しました。容器の上に人が乗っても壊れることはないと思えるほど頑丈な容器でした（もしこれが話の伏線だと感じるならば、あなたの勘は正しい）。

私たちは車で全国を横断して帰宅するまでの三週間、簡易冷凍庫の中でその容器を保管していました。検査を実施してくれないかとコンタクトを取っていた研究所から返信がありました。研究所の所長から私宛に届いたメールには次のように書いてありました。「私どもで（プラトー除草剤の活性薬品原材料と公表されている）イマザピックの検査が可能です。尿のサンプルを送ってください」。私はそのとおりにしました。

二日もあればその研究所にサンプルが届くものと思っていましたが、発送してから四日後に研究所の助手から電話がありました。初めて話をする人でした。彼女はイライラした口調で「私たちに尿のサンプルを送ってきたのはあなた？」というようなことを言いました。

「はい、送りましたよ」。

「何で尿のサンプルなんか送ったのよ。箱が押し潰されているじゃない。そこかしこに尿が漏れているのよ」。

「えっ何ですって？」

私は二つの理由、なぜ私たちが尿のサンプルを送ったのかを彼女が知らないこと、サンプルが押し潰されてしまったことでショックを受けました。

「なぜ私があなた方に尿のサンプルを送ったのかをあなたはご存知ない、というのはどういうことでしょうか。私はそちらの所長から『私どもでイマザピックの検査が可能です』というメールをいただきました」。

彼女は何も言わなくなり、少ししてこう尋ねてきました。

「あなたがご使用になったのは何のメールでしょうか」。

私は彼女に伝えました。

「そんな……それは不正アクセスされたものだわ」。

彼女は言いました。私はお腹を殴られたような気分になりました。

「サンプルは潰れてしまったのでしょうか。どれか一つでも、検査に回せそうなものを取っておいていただくことはできないでしょうか。それは、私たち家族全員に除草剤をまいたヘリコプター会社を訴えるための唯一の証拠なんです」。

「できません」。

彼女は言いました。

「もう箱とは呼べない状況です。尿があふれ出ているような感じです。箱は潰れて完全にぺちゃんこになって、平らになっています。プラスチックの袋に入れられていますが、そこかしこに漏れ出しています。私は手も触れられない状況です」。

私は彼女に懇願しましたが、彼女は完全に怒っていました。私に所長と話をすることさえ許してくれませんでした。

郵便局へ電話すると、その箱が研究所に到着する前、中継地を出発する前から潰れていたことを認めました。配達員はそのことを記憶していましたが、写真には収めていませんでした。

途方に暮れました。どうしても訴訟を起こし、家族のために何らかの正義を勝ち取りたかった。ほかの誰かが二度と同じような目に遭わないようにしたかったのでした。私たち家族から農薬が検出されたことを証明することで、メディアの注目を集め、彼らの方針を変更させるための唯一のチャンスでしたが、それが打ち砕かれてしまいました。頭の中は怒りでめちゃくちゃになっていました。

その後弁護士からは、たとえ尿のサンプルが手元にあったとしても、ユタ州に対する訴訟で勝利することはほとんど不可能だっただろうと言われました。どうやら、ユタ州は自分たちの憲法の中に、州はたとえ個人の人権を甚だしく侵害していたとしても、基本的には大義のために行動することができる、と宣言している条項を有しているようです。私はその不当に今でも心を痛めています。熱心な弁護士とともに、今なお訴訟の可能性を追求しています。

もう少しで私が立ち止まりそうになったこと

成功とは、失敗を重ねても、やる気を失わないでいられる才能のことである。

——ウィンストン・チャーチル

マムズ・アクロス・アメリカの創設——そして、自分自身にはUNSTOPPABLE（あきらめないこと）——を宣言した際、どれほどのことが私に降りかかってくるのか、考えも及びませんでした。私は「UNSTOPPABLE」という言葉を、母親たちを励まし、彼女たちがやり続けることを応援するために使ってきました。それなのに、私自身、何度やめてしまいたくなったり、押し潰されそうな気持ちになったりしたかわかりません。このような気持ちは公にはしてきませんでしたし、今この瞬間も公にすることをためらっています。なぜなら、他人の心の中で形づくられる意見は、誰にもコントロールすることができないからです。誰にも他人の判断や非難をコントロールすることはできません。

遺伝子組み換え作物表示のカリフォルニア州住民投票を先導したパム・ラリーは「批判を受ける手っ取り早い方法は、何かをすることなの」と言って、私が物事を大局的に見ることができるよう手助けしてくれました。

UNSTOPPABLEな人でいたからといって、必ずしも人からよく見られるわけではありません。よい行いをしていたとしても、です。また、UNSTOPPABLEな人でいるということは、あなたの評判が地に落ちることがあっても、とにかく継続しなければならない、という意味でもあります。しかし、UNSTOPPABLEな人でいれば、あなたの周りには、あなたのチームの一員となってくれる正しい人たちが集まってくることでしょう。

私は自分の犯した失敗でとても恥ずかしい思いをして、すべてのことをシャットアウトしたくなることが何度もありました。インターネット上には、私の評判を落とすためにつくられた動画ブログや記事が山のようにあります。化学企業のために組織されたある偽装団体は、それでも足りないと判断し、莫大な金額と二～三年の月日を費やして、遺伝子組み換え作物の促進と、私や、食べもの運動をしているほかのリーダーたちの信用を傷つけるためのドキュメンタリー映画を制作しました。彼らが何を言わんとするかを知るために、私はその映画を観に行きました。上映場所は小さなアートシアターで、観客は私のほかには三十人ほどしかいませんでしたが、そこでとんでもない苦痛を味わうことになりました。映画の中で私が話をするたびに、周りの観客が笑い声をあげるのです。その映画の監督は、私の発言を入念に編集していたので、なおさら私がバカみたいに見えました。実に巧妙に操作された映像は、私のみならず、ごく一般の母親たちまでもが、遺伝子組み換え作物の影響に関して信頼できる情報源ではない、と片づけられてしまうことになりかねませんでした。私は、こうした、一見、善意の監督たちのインタビューを受けてしまったことを深く後悔し、申し訳ない気持ちになりました。マムズ・アクロス・アメリカの母親たちをがっかりさせ、彼女たちは私に腹を立てるだろうと思いました。さらには、その映画監督が意図したとおりに、彼女たちが希望を失い、あきらめてしまうかもしれないことを恐れました。しかし、マムズ・アクロス・アメリカの母親たちははるかに偉大です。私が彼女たちにその映画のことを話すと、彼女たちは道徳的見地から見ることを拒みました。彼女たちは、私がDr.オズ※やジェフリー・スミスに匹敵する力を持っていることへ敬意を表し、私を激励してくれたのです。

それ以外にも、「アンチ私」の人はたくさんいますが、その中でも、従来型の農業を続ける農家の多くが最も「アンチ私」です。彼らは、私が彼らの最も貴重な手段であるグリホサートを取りあげようと躍起になっていると思っています。彼らはそれを好ましく思っていません。私に「神様の天罰が

Dr.オズ：健康情報トーク番組のパーソナリティ。コロンビア大学心臓外科教授のマホメット・オズ医師。

下りますように」と祈っています。これまで、私を戒めようと私のことを捜す農家の人の会話のやり取りを、フェイスブックで山ほど目にしてきました。あるときは、ただの侮辱の集中砲火ですが、あるときは、その人たちと私が共通のものを望んでいるとわかることがあります。つまりお互いが、農家の人たちが成功を収め、健康でいることを願っているということです。

このような嫌がらせを受けることよりも、私にとって最悪の状況は、尊敬する仲間や団体、あるいは友人たちが、自分たちのサークルに私を入れてくれなかったり、イベント行事からマムズ・アクロス・アメリカを締め出したりするときです。同じ使命を持っているのに、一緒に尽力することができなくなるのは、私の大きな失敗です。それでは私たちの力が損なわれてしまいます。実に悲しく、不幸なことです。ほかの団体と一緒に尽力する機会を失ったことを嘆き、なぜ彼女たちと協働できなかったのか思い当たる節がなくても、自分が強引すぎた、考えが甘すぎた、あるいは、要求が多すぎた、とわが身を責め、何度となく眠れない夜を過ごしてきました。彼女たちは単に忙しかっただけかもしれないけれど、それでも私は、自分のせいだと感じています。一方で、単に時間がなかったとか、先のことがわからなかったとかいうようなことは、自分のせいだと思いません。

私はよく、今すぐにこれをやらないと、つまり誰かが介入するのを数週間待っていたら間にあわないかもしれない、あるいはタイミングを逸してしまうかもしれないと思うことがあります。遅すぎて、人々の興味を引くことができないかもしれないと思ってしまうのです。ですから、事を急ぐことがあります。そのせいで、人々が私のことを軽率、利己的、あるいは、傲慢だと判断し、私とは一緒に活動しないと決められてしまうこともあります。私たちの理念を傷つけることになってしまうので、非常につらいことです。

私が情熱を持って突き動かされているということは、裏を返せば、私が他人の考えていることに深く思いを寄せていて、挫折したときには深く傷つくということだと思っています。私は、皆が自分は応援されていると感じられるように、また、私たちが有益な存在となり前進できるように、全力を注いできました。そして、私たちがそうなっていなければ、最悪の失敗だと思ってきました。その時点で、これをやるには自分よりほかに、もっとふさわしい人がいると考えてしまっていました。

けれども今では、人はそれぞれ自己表現をして、自分自身のやり方で信念のために尽力しているだけだということがはっきりとわかります。今までに、そういう人が私を悲しませたり、私を無気力にさせて行き詰まらせたりすることはありませんでした。その代わりに、私は新たな行動に取りかかってきました。

私を止めるのは自分自身ですし、自分が取り返しのつかないことをしている、失敗ばかりしている、だからもうやめるべきだ、ほかの人ならもっとうまくできたと、考えるのも自分なのです。

中には、私がすばらしい仕事をしていると思ってくれる人もいます。しかし実のところ、私はこれまで、成功というよりは、失敗に限りなく近い気持ちを抱いてきました。それは、一見不可能に思える課題を引き受けようとしたときに起こります。私は、食品業界とアメリカの健康を変えるために尽力しています。そして世界を変えるために。それはとても大きな試みであり、私たちの現状とは遠くかけ離れたものです。でも、不可能ではありません。

マムズ・アクロス・アメリカでは「力を得た母親たち、健康的な子どもたち」というモットーを掲げています。そこにはすべての母親とすべての子どもたちが含まれます。こんな大きな目標を掲げているので、ここに至るまでに何度となく失敗してきました。そこには何百人というボランティアの母親のリーダーがいますが、全員と連絡が取れるわけではありません。私が折り返しの電話をしないことで、多くの人が私のことを、あの人は気にかけてくれない人だ、利己的で傲慢だ、と思っているかもしれません。失敗して当然です。私は失敗を予想しない愚かな人間でした。しかし私にとって、失敗を恐れて、しまいには行動を起こさなくなることよりも、力を得た母親たちが子どもたちを健康にするために行動を起こして失敗することのほうが、はるかに大切です。

挑戦は、そうした失敗や批判を前にして立ち止まるかどうかを選ぶところにあります。ですから私は、自分の過去の行動から学びを得ます。次に挑発的なことを言われたり、批判されたりしたら、もっと広い視野でそのことを捉えて、経験から学ぼうとするでしょう。次にパートナーがほしいときには、過去の過ちから学び、その人が私に協力してくれる確率は半々かなと想定する前に、自分が全力を尽くしたいことは何かとその人に尋ねます。また、私が企画している行事の参加者に依頼したいことが出てきたら、私が自分で依頼します。このようにして、失敗から学び続ければいいことなので、そうした失敗はすべて今の自分の成功に欠かせないものとなります。

第Ⅳ部

あきらめない未来

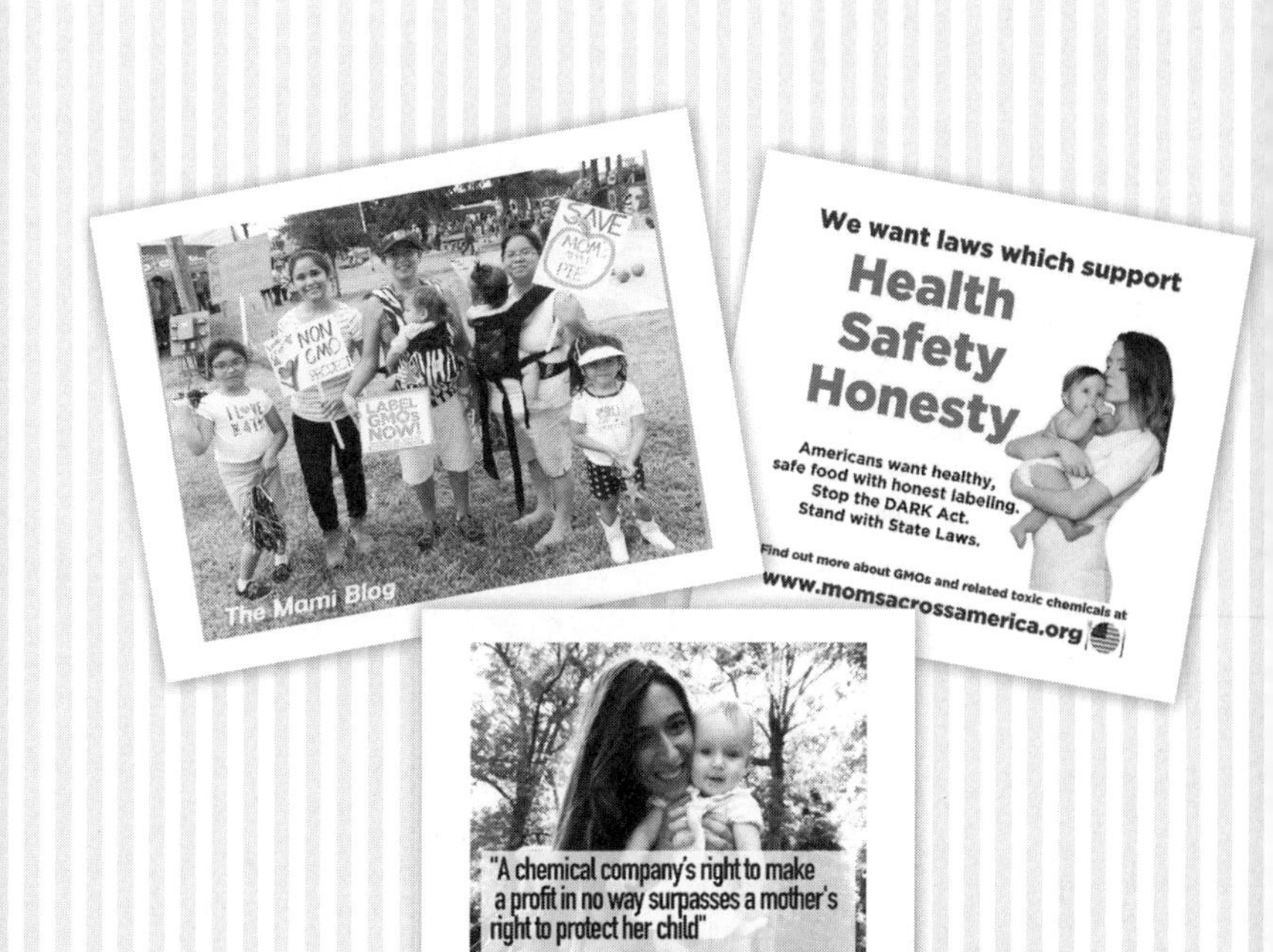

第十二章　信じること

未来は、自分の夢のすばらしさを信じる人のものです。
――エレノア・ルーズベルト

私の望む未来は、多様性に富んでいます。そこには無毒のオーガニック農作物、人道的に扱われる動物、肥沃で汚されていない土壌、そしてあふれんばかりの純粋な水があります。そこには安全で、健康的な、非の打ちどころがない環境があります。また、子どもたちが豊かな自然に驚嘆し、大自然を愛でたくなるような、何百万というチョウやハチ、魚、動植物も存在する美しい環境です。私の望む未来とは、子どもたちが、安全で、健康で、豊かで、自然とつながりを持ち、健全な人間関係がある世界のことであり、この願いは万人に普遍的なものです。

息子たちに、そのような未来を形にする一員になってもらうために、私たちは全国横断の旅をして、WWOOF（World Wide Opportunities on Organic Farms：有機農場で働く機会をつくる非政府組織）の宿泊施設に滞在し、食べものを育むことについて多くを学んできました。私たちは四度の全国横断の旅をとおして、人間を信じることを教えてくれた、刺激的で、親切で、思いやりのある人たちに出会いました。自宅に戻り、庭師に来てもらうのをやめ、小さな裏庭の手入れを自分たちが引き継ぎ、観賞植物を取り払い、食べものを育ててもいいかと大家さんに尋ねました。大家さんは同意してくれました。

私たち家族の新たなプロジェクトは、食べものを育むことです。自分たちで植えた種が食べものへと成長する様は魔法のようです。食料品店に買いに行くよりも骨の折れる作業ですが、はるかに充実した、家族の絆を深める大切なプロジェクトです。その結果、テレビを見たり、外出したりする時間が減りました。近所の人たちの庭を見たり、旅行したりすると、自分たちの庭への着想が生まれます。近くの山へ自然観察ハイキングに行った際、私たちは奇跡のようなルビー色のテントウムシの群れに遭遇しました。息子たちはそのうちの何匹かをそっと集めて「庭へ持ち帰って自然な方法でアブラムシから野菜を守ってもらうんだ」と言いました。私たちは自分たちの手で育てた無農薬のトマトやジャガイモ、アサツキ、パセリ、パクチー、レタスを収穫するたびにワクワクします。息子たちは、このような多くの食べものが自分たちを癒やし、毒を排除し、特定のビタミンを与えてくれることを理解しています。ある晩、長男のベンが夜食を食べているのを目撃したので、何を食べているのかを尋ねると、「タマネギとニンニクのサンドウィッチさ。明日、ママの誕生日に気分がよくなるようにね」と答えました。ベンは翌日、実にはつらつとしていました。自然は驚くべきものです。子どもに直に自然を経験させるだけで、子どもたちは理解することができるのです。

多くの人が、自分たちの手で食べものを育てる重要性を学んでいます。最近Good Food Brigadeを立ちあげたパム・ラリーは、米国全土にいる自分で食べものを育てている人たちを紹介しています。彼女は、戦時中に政府が全国民に自宅の裏庭で食べものを育てることを推奨したことに端を発する、家庭菜園の構想をよみがえらせようとしています。現代では、食料供給が地球規模になってきたため、多くの人が遠隔地の食べものに依存しています。気候変動、混沌、そして戦争の脅威のある時代に、自宅の裏庭やコミュニティの中で食べものを育てることは、自国の安全を増大させる、賢い地元密着型の戦略です。安心できる食べものを確保し、地元の生産者とつながりを持つ未来をつくることは、アメリカを強くするのです。

今、楽しくて刺激的な自作農園運動の人気がものすごく高まっています。「Off Grid with Doug and Stacy」やジョン・コーラーの「Growing Your Greens」といった大評判のユーチューブ動画は数十万人に視聴され、人々が自然の中に出かけて、善玉菌で手を汚し、自分自身の食べものを育み、自立的な生活を送ろうと思い立つきっかけになっています。自立した行動を起こすということは、有毒な農薬を使用せず自然とともに生きる、ということを意味します。私たちが主催した「ウェスト・コースト・ナショナル・トクシン・フリー・ツアー in 2017（西海岸・全国無毒ツアー）」では、食べものの森を育てたり、アクアポニックス・システム（水耕栽培と魚の養殖が融合した有機循環エコシステム）で魚を育てたり、鶏を飼育したり、発酵食品や独自のボディケア製品をつくったりしている支援者の人たちと出会いました。つい二〜三年前には、私たちの社会的なイベントは、健康問題や自分たちの政府のお粗末な状況、食料供給に関する気の滅入るような会話で持ち切りでした。それが今では、薬草を使った治療法や、在来の種子の育て方、家庭用洗剤のつくり方、どこで品質のよい地元産の旬のオーガニックフルーツが手に入るかについて話すことを楽しんでいます。私たちはお互いを頼ったり、情報や自分たちの努力の成果を伝えあったりすることで、今までよりいっそう、友人や近所の人たちとのつながりを感じています。企業によって左右されたり、マスメディアによってフィルターをかけられたりしたものではなく、生身の、信頼できる、創造性豊かな、お互いのことを気にかける人たちによってつくられたコミュニティを、人々は賞賛するようになっているのです。

はじまりにはいつも、愛がありました……

あなたの前にあるものも、あなたの後ろにあるものも、
あなたの心の中にあるものの前では霞んで見える。
――ラルフ・ワルド・エマーソン

長男のベンが我が家で過ごす初日、生まれたばかりのベンを抱いているときのことでした。とっても小さく、ピンク色で、ブランケットに包まっていて、体重を感じないほど軽かったのを覚えています。そのとき、息子が私のすべてだという気持ちになりました。眠っている息子の顔をじっと見つめて、母に言いました。

「何てすばらしいの。赤ちゃんはみんなこんなにすばらしいものなの」。

母は私の肩にそっと手を置き、笑みをたたえた目で言いました。

「私たち全員が今でもすばらしい存在なのよ」。

わあ、すごい。その瞬間、私は母が実にすばらしい人であり、今なおすばらしい人だと思いました。母の、私だけでなく、すべての人たちに向けられている愛を感じました。それが、息子に対する私の愛と同じもので、この愛は普遍的なものだと理解しました。私たち母親は、そんなふうに子どものことを愛しています。子どものすばらしさに勝るものは何一つありません。赤ちゃんも、子どもも、本当にすばらしく、大きくなっても、私たちはすばらしいままなのです。

でも次の瞬間、私は不思議に思いました。生まれたばかりの赤ちゃんのベンのほうが、間違いなく今の自分よりもずっとすばらしい存在だと思ったのです。今の自分は、年齢とともにすばらしさが剝がれ落ちたようなもので、今の自分を生まれて二〜三日のころの自分と同じようにすばらしいとは思えませんでした。けれども、私に対する母の愛に身を任せてみると、思わず私の目に涙があふれました。同じように母の目にも涙があふれ、母の目が、今の私が生まれた日と同じくらいすばらしい存在であることを物語っていました。息子が私にしてくれるのと同じように、私も母のことをたくさんの愛とすばらしい驚きで満たしているのです。私の母の望みは、私が幸せで、私が人生でなれるものすべてになることです。そのとき急に、自分が自分自身のことをどう見るのかは自分で選んでいることに気がつきました。私は自分自身の視点で、自分のことをすばらしくないと見なすこともできましたし、母の視点を借りて自分のことをすばらしさにあふれているものだと見なすこともできました。私自身を母の視点で捉えたらどうなるでしょうか。私の人生がもっとずっと楽しいものになるのではないでしょうか。私がほかの人たちを——そう思うのが難しい人のことも——すばらしい存在だと見なしたらどうなるでしょうか。世界中の人たちが自分や他人のことをすばらしい存在だと見なしたらどうなるでしょうか。私たちは一緒に、もっとずっと大きなことを達成できるかもしれません。
母親の愛が世界を変えることができるとしたらどうでしょうか。できると思います。実際に、私はそれが実現可能であることを知っています。世界中の子どもたちの行動は、私たち母親が子どもたちの中に見出すそのすばらしさに端を発していて、そのすばらしさは世界中で表現されることになります。ですから子どもにとっての母親の役割とは、子どもを愛し守ることだけではなく、子どもが自分のことをすばらしい存在であると思えないときも、常に子どものことをすばらしい存在であると思う人になることです。私は皆さんに、私の母の教えを実際に経験してもらい、自分自身のこともいかにすばらしい存在であるかを理解してもらえたらと願っています。それは選択なのです。試してみてください。あなた自身のことをすばらしい存在だと見なしてください。付きあう人や頼りにする人のこと全員をすばらしい存在だと見なしてください。そうすれば、あなたは急に自分自身がUNSTOPPABLEな（あきらめない）人であることに気づき、私たちは一緒に世界を変えることができます。

UNSTOPPABLEな（あきらめない）未来——次世代

初め彼らはあなたを無視し、次にあざ笑い、そして挑みかかるだろう。
そうして我々は勝つのだ。

——マハトマ・ガンディー

ガンディーが英国議会の前に立ったとき、議員たちはガンディーに向かって「坊や、本当に私たちがただで君にインドを引き渡すと思っているのか」と言いました。

ガンディーは頷き、「はい」と言いました。

ガンディーは英国政府が最終的には正しいことをするものと見ていました。彼は政府を（好むと好まざるとにかかわらず）偉大な存在であると見なしました。そして、そのことが彼を偉大なリーダーにしました。

私たちが今行動することで、今変化が起こるかもしれません。二〇一七年七月七日、私はその日が私たちの運動にとって歴史的な日になるかもしれないと感じました。その日は、カリフォルニア州EPA・OEHHA（環境保護庁・環境保健有害性評価局）がグリホサートを発がん性物質としてProp65※の警告リストに正式に加える日でした。人間をNSRL（no significant risk level. 無有意リスクレベル）を超えるグリホサートに晒す製品を製造する、十人以上の従業員を抱える企業は、「この製品はがんや生殖への危害を引き起こすことが知られている化学物質を含んでいます」といった警告を、これから一年以内に、その製品へ表示することが求められることになります。その意味はものすごく大きなものです。カリフォルニア州は多くの人口を抱え、世界の多くの国々よりも経済規模の大きい州です。そこでグリホサートがProp65の発がん性物質リストに加えられることで、カリフォルニア州だけでなく、米国、そして世界中の運動家や市の職員が、グリホサートの使用を中止したり禁止したりする

Prop65：「1986年安全飲料水および有害物質施行法」が正式名称。カリフォルニア州に対して「がん、先天性欠損症、またはその他の生殖危害を引き起こすことが知られている化学物質のリスト」の作成を義務づけるカリフォルニア州の規制。

正当性を得ることになります。

ＯＥＨＨＡは初めに、ＮＳＲＬを設定する必要があります。また、グリホサートを含む製品を製造する企業は、生物蓄積（人間の体内に殺虫剤が蓄積されること）を考慮しなくてはならなくなります。もし企業がグリホサート試験を実施せず、自分たちの製品にProp65の警告を表示しなければ、市民は告訴できます。その企業が表示義務の法を犯していることが明らかになれば、市民は違反行為につき、一日二千五百ドル以下の罰金を科すことができます。

ＯＥＨＨＡによって決定される最終的なＮＳＲＬ次第では、食品メーカーはカリフォルニアで販売する食品に、がんを引き起こすことが知られている化学物質が含まれることを消費者に警告する表示義務がつけられるかもしれません。ラウンドアップやほかのグリホサートをベースとする除草剤のような製品は、間違いなくがんの警告が表示されることになるでしょう。これは私たちの運動が描いてきた夢が実現する、ということであり、そういった製品を市場から排除するのに近い効果があります。

私たちは一年近く、自分たちが大きな前進を遂げたことに興奮していました。その法律が効力を発揮し、私たちは警告表示が付された製品を手に取ると思っていました。しかし二〇一八年二月二十七日、裁判官がProp65に掲載されているものの表示義務の仮差し止め請求を認め（グリホサートはリストには掲載されたまま）、メーカーに対する自社製品への表示義務を暫定的に停止しました。これは私たちの運動にとって大きな後退でしたが、闘いはいまだ終わっていません。私たちはグリホサートがProp65の発がん性物質リストに載っていることや、非表示は一時的なルールであることを理由にあげて、実力のある弁護士たちや献身的な運動家たちとともに、前へ進むことができます。

私がここ数年で学んだことが一つあるとすれば、真の成功者とは、闘いに勝ったかどうかにはあまり関係がなく、UNSTOPPABLEな人であり続けたかどうか、に大いに関係しているということです。私たちが続けていけば、どんな結果であれ勝利を収めることになるのです。後退したからと言って自分たちの歩みを止めず、代わりに後退を自分たちの発展の糧とすれば、私たちは勝利を収めることになるのです。

判決にかかわらず、有毒な農薬を使用することに反対する世論はますます大きくなっており、それが反転することはありません。世論はオーガニックの食べものを育むこと、購入すること、そして食すること、という食べもの運動全体を盛んにしています。遺伝子組み換えや農薬漬けの農業ができなくなる日は刻一刻と迫っていて、その日の到来はどんどん早まっています。

二〇一七年七月七日、マムズ・アクロス・アメリカが拠点とするカリフォルニア州へ戻るため、空港でチェックインの列に並んでいると、二十代の男性が間作（土壌を保護したり肥沃にしたりするために植える植物）を推進するTシャツを着ていることに気がつきました。間作は、たとえばクローバーなどを植えることで、アカザのような背が高くてしつこい雑草を締め出したり防いだりする、環境に優しい方法です。除草剤の使用を完全に排除し、土壌の質を改善することができます。私は胸が高鳴りました。「同志だわ」。賢くて、博識そうな若い男性。そこに希望の光が見えました。私は彼にTシャツのことを尋ねました。彼は、世界最大手の食品会社の戦略担当だと言いました。彼はたった今、アイオワ州で開催された、大手食品メーカーへ間作の手法を広める会議から戻ってきたところでした。自分のことと、少しだけ、遺伝子組み換え作物や毒素への関心を高めるために掲げている自分たちの理念について伝えました。彼は頷き、コカ・コーラやペプシといったすべての大手食品会社や、他分野の企業が、農業界に間作の手法を導入することに賛同していると言いました。私はうれしすぎて、彼を抱き締めそうになったほどでした。

彼はとても楽しそうに、間作のことや、食料システムの直近の変化について話してくれました。私はそのような変化が起きていることを大変うれしく思う、と彼に伝えました。一年前、私は彼の勤める食品会社のCEOが、ある会合で、外国の高官に対して、「私たちの食品の安全性は心配ない」と呼びかけているのを見たことがあります。言い換えれば、あなたの国へアメリカ産の遺伝子組み換え食品を販売させてほしい、というものでした。「安心してください、私たちが世界に食料を供給しますから」と。その一方で、彼と同じ会社のその若い男性は、現在の農業システムが私たちの土壌を破壊し、水を毒していることに同意しました。私は、あとたった一世代で自国の表土が枯渇してしまうとした英国の報告書を例にあげました。

「もし本当にそうなったら」と険しい顔をして彼は話を続けました。

彼はその報告書のことを知っていたのです！

私たちは、農薬散布が必要と考える農家の人について議論しました。彼らは、農薬を散布しないのなら土地を耕さなくてはならなくなる、と農薬の使用を勧めます。私は、「そのような人たちには農家のゲイブ・ブラウンやジョエル・サラティンについて知ってもらいたいわ」と言いました。

「そんな議論に終止符を打ってくれる人たちですね」。

彼は笑顔で言いました。

私はワクワクしました。ここに世界最大手の食品会社の戦略家がいて、その人が再生可能なオーガニック農業を営むゲイブ・ブラウンとジョエル・サラティンのすばらしさに同意してくれたのです。有毒な農薬を減らし、持続可能な農業を増やすことで、土壌や、土中の微生物、そして私たちの健康が守られます。彼は間作がどうすれば解決策になるのかについて話を続けました。

私は、今日はカリフォルニア州EPAがグリホサートをProp65の発がん性物質リストに正式に掲載する日だという話題を持ち出しました。彼の表情には明らかに心配の色が浮かびましたが、それでも彼は「それは当然ですね」と言いました。そして、グリホサートがそのリストに掲載されることの意義を尋ねてきました。

私は次のように説明しました。

「もし、一人の子どもが従来型の（グリホサートの陽性反応が出た）オレンジジュースを週に三回飲むなら、メーカーはその子どもが一生をとおしてグリホサートに晒される量を計算することが求められるようになります。生物蓄積で、一日に一一〇〇μgの量を超えると、メーカーはその製品に警告を表示することが求められるようになります。特に、小麦、豆、オーツ麦、そして穀物の企業が、自社製品への警告表示を求められるようになります。しかし、彼らはそれを嫌い、グリホサートを使用しない生産者からの調達をはじめることになるでしょう。そして、グリホサートを使用しないで解決できる方法が……」。

「間作！」

彼と私は声をそろえて言いました。

「これがまさに解決策ですよ」と彼は実に温かい微笑みをたたえて言いました。私は「私たちは本当にあなたの会社のリーダーシップを祝福したいわ」と彼に伝えました。彼らが最初に消費者の要求に応え、非遺伝子組み換え製品の調達をはじめた大手企業であることを感謝しました。また、彼らの即応性に感激しました。

この会話をとおして、私はここ数年で感じていたよりもさらに希望を感じることができました。そこには、世界が求めるものを知っている若い男性がいました。そこには、健康的な世界を支持する若者がいました。まさに私の息子たちのような世代が成長し、世界最強の企業群に影響を与える立場にいるのです。彼に専攻は農業かと尋ねると、彼は「いいえ、経済です」と答えました。なるほど、と私は思いました。要はお金なのです。とは言うものの、経済の専門家たちは遺伝子組み換えの農薬漬けの農業が経済的に実現可能ではないことに気づきはじめていて、立ちゆかなくなっている。私は喜びでいっぱいになりました。

私は、自分たちの運動の成功を祝福したくて仕方ありません。成功はもう現実になっているのです。若者はわかっています。彼らが変化を起こしています。私たち皆がすばらしく、UNSTOPPABLEな存在なのです。食品業界は、彼らが好むと好まざるとにかかわらず、今まさに変わろうとしています。

このストレスの溜まる、ひどく腹立たしい、けれども同時に、興味深く、力をもらえる食べもの運動にかかわるようになって数年が経ちますが、その間私はあらゆる年齢層の、さまざまな背景を持つ人たちに出会ってきました。すべての世代が、この有毒な食料システムが今この時代に解決されることを望んでいます。二〇一五年に家族と一緒に全国を横断する旅をし、二〇一六年と二〇一七年にはナショナル・トクシン・フリー・ツアー（私たちの自主制作のドキュメンタリー『コミュニティの夜明け』の主題でもある）と題して再び全国を周り、大手企業や中小企業、学校、教会、医療現場、キャンプ地、オーガニック農場、小さな街のたくさんの人々に出会いました。全員が同じこと――安全な食べもの、きれいな水、そして健康的な家族を望んでいました。彼らがこうしたことを望むのは当然で、正当なことです。こうしたことを私たちから奪う権利は誰にもありません。私たちには選択の権利がありますし。私たちには毒されない権利があります。私たちはそうした権利の先にある成功に向かって努力していますし、これからもそれを続けていくのです。

私たちは一緒に、現状を乗り越え、誇りを持てる未来、健康で、自由で、正義のある未来を形にしています。子どもたちや自分たちの健康を回復させています。子どもの可能性や国の未来を取り戻しています。日々、私たちには選ぶ権利があります。日々、私たちには子どもたちに、「愛とは、誇りを持てる未来を、安全で自由で健康的で繁栄していく未来を形にする行動を起こすことである」と教えることができます。子どもたちは私たちの話に耳を傾け、私たちのことをじっと見ています。

私の長男のベンは小学四年生のときに「健康で幸せな生徒たち」と題した発表を行いましたが、それが私たち家族の中で初めて、食べものに含まれる遺伝子組み換え作物や農薬のことについて人前で話をする経験でした。十五歳になった息子は言います。

「僕たちの食べものに含まれる遺伝子組み換え作物や農薬の問題は、今この時代に解決されるべきものだよ。だけど、最大の脅威はその問題自体ではないんだ。最大の脅威は、誰かがそれをどうにかしてくれる、という人任せの考えだ」。

息子は信念を持っています。

「僕たちの世代がそれを解決する。だって、僕たち世代がまさに遺伝子組み換え作物や農薬の被害を直接受けているんだからね」。

そして息子は、「情報は広がる、それは止められない」と述べました。

私たちを止めることはできません。今こそそのときです。次世代は私たちの背中を見ています。

食品業界は崩壊し買収されるかもしれませんが、アメリカの人たちや世界中の人たちはそんなことはありません。私たちは創造性と勇気を持って声をあげ行動を起こすことにより、お互いの人生に大きく貢献しています。私たちは止まりません。私たちはあきらめません。自分たちの家族や自由を愛する気持ちに終わりはありません。

追補一　アジアでの出版に際して

アジアの役割と世界の健康

インド、中国、日本、そして韓国といったアジアの国々には、世界で最も重要で効果的な健康治療薬に寄与してきたものがいくつもあります。漢方薬（中国の薬剤）は、世界中で使用され、私の息子のアレルギー症状を解決した唯一のものでもありました。インドで生まれたアユルベーダ医療は、薬草、花、スパイス、そして食べもので体のバランスを取ることに着目しています。ターメリックの効用（あげればきりがないほどあります）を引き出すために、黒コショウをカレーに加えるようなアイデアは、アユルベーダの実践方法の一つで、効果的なものです。日本人の農家で、『自然農法　わら一本の革命』という本を書いた福岡正信氏は、高い評価を受けている自然農法（再生可能農業）の父であり、世界的な再生可能農業の運動は、気候変動を抑えるための地中への炭素隔離をメインの取り組みに据えており、今日アメリカ中西部で支持されています。紅茶キノコ、あるいは私たちがアメリカで誤って呼んでいる「コンブチャ」は、グリホサートを分解するアセトバクター（酢酸菌）と呼ばれる有益なバクテリアを含む、発酵プロバイオティクスのお茶飲料です。「コンブチャ」の流行はたちまち全国に広がっています。なぜなら、人々がその効用を理解していようがいまいが、飲むと気分がよくなるからです。また、我が家の冷蔵庫にはキムチの瓶を切らすことはほとんどありません。キムチも胃腸に有益で、ずっと韓国の食事の一部を担ってきました。要するに、アジアの人口が世界最多に伸びている理由はここにあります。食事が大きく貢献しているのです。食事で病気を防ぐことができるのです。アジアの伝統的な食事に従えばより健康的になり、慢性病を癒やすために伝統的な薬草を使用すればよくなります。

私は十九歳のときにバックパックでアジア中を旅して、母の先祖が住んでいた中国南部の町を訪れました。そこで私は古代中国では、村の漢方医はそこの家族が健康だった月だけ報酬が支払われていたことを知りました。誰かが病気になれば、医師は報酬をもらえなかったのです。私はこうしたアジアの健康やウェルネスの考え方をより好ましく思います。

こうした理由から、遺伝子組み換え作物やグリホサート、農薬漬けの農業の健康リスクについて講演するために、中国や日本そして韓国を訪問した際は特にワクワクしました。皆さんが輸入している遺伝子組み換え作物や食料供給における毒素について真実をお話しすることで、皆さんが自分たちの伝統や健康だった過去を思い出してくれることを願っていました。皆さんはすでに解決策を持っているのです。皆さんには遺伝子組み換え作物や有毒化学物質は必要ありません。しかしこうした西洋の科学技術や化学物質を拒むことが進歩を拒絶することになるわけではなく、代わりに、健康的な未来を守り創造することになる、ということが皆さんにわかってもらえるでしょうか。私は不安でした。私は長期間日本に滞在して、こうしたことを実によく理解されているすばらしい人たちにお会いすることができました。

これまでに二度、グリーンコープの四〇万人を超える組合員（のうちの数百人）への講演ツアーで日本の複数の都市を訪問しました。直近の二〇一八年冬の訪問では、元農林水産大臣の山田正彦さんと二度目の再会を果たし（前回は山田さんがカリフォルニアの私の住まいを訪ねてくれました）、衆議院第一議員会館でお話をすることができました。幸せそうな山田さんの目を見ると、自分の若いころの気持ちや希望を思い出します。山田さんの温かさや喜びに満ちた笑顔は、私に、世界のすべてが正しい方向へ進んでいると感じさせてくれました。山田さんとの夕食の際、彼が農家育ちで、毎年輪作（複数の農作物を同一耕地でローテーションで栽培すること）して自然に逆らわずに自然とともに暮らしながら、複数の農作物を育てていた話を聞きました。山田さんのご家族は一つの農作物だけを大規模に栽培することも、有毒化学物質や肥料を使用することもしていませんでした。山田家の食べものは安全でした。しかし、現在の農林水産省は遺伝子組み換え作物が安全だと思っているため、私たちにはやらなければならないことがたくさんある、と山田さんは指摘しました。私も全く同感です。

高い評価を受けている運動家で科学ジャーナリストの天笠啓祐さんは、遺伝子組み換え作物について、雄弁に、熱を込めて話してくれました。

ＮＨＫにも出演する枝元なほみシェフにもお会いしました。愛らしい笑みを浮かべる魅力的な女性である彼女は、自分の両親が、簡単に言ってしまえば「ヒッピー」のような人たちで、遺伝子組み換え作物が世に出てくるずっと前からオーガニックのことを知っていたと話してくれました。彼女が遺伝子組み換え作物の存在を知ったとき、それは自分の食べものではない、とだけ思ったそうです。オーガニック食品は、単純に味がよく、より健康的で、彼女が食べて育ってきたものでした。彼女は私に、北海道から取り寄せる牛肉の産地で撮った写真を見せてくれました。そこは、のびのびと暮らす牛たちの家でした。彼女は一〇〇％日本産の菜種油を使用し、子どもをギュッと抱き締めるような愛を込めて、春巻きや地元産の野菜を使った食事を盛りつけてくれました。

グリーンコープの専務理事である片岡宏明さんは、洗練されたピンストライプのスーツを着たエネルギッシュな男性で、福岡地区を巡る時間と機会をつくってくれた尊敬すべき方です。片岡さんはグリーンコープの理念「自然と人・人と人・女と男・南と北」の四つの共生について教えてくれました。こうした理念に対する敬意が片岡さんの行動や組織の成功の原動力になっているのだと私は確信しました。私は片岡さんから特別なことを学んだのです。それはすばらしい贈り物でした。私たち人間が、自分自身や自分の家族、労働倫理、食べもの、そして片岡さんのやり方や日本の大勢の人のやり方など、それぞれのやり方を尊重すれば、環境に起因する慢性病や、強欲や腐敗による貧困は生じなかったでしょう。私たちには日本の人から学ぶことが多くあり、私たちがそれぞれを尊重するとき、人類の可能性の頂点に達するということを教えてもらい、私はとても感謝しています。

また、グリーンコープの代表理事であり母親でもある熊野千恵美さんは、子どもたちの健康において、母親の役割がいかに重要かをつつましやかに述べてくれました。

最近出版されたばかりの『日本が売られる』の著者、堤未果さんに東京でお目にかかれたことにも大変感激しました。その本は二週間で十五万部超を売りあげ、瞬時にベストセラーとなりました。母親たちが読み、読み終えるとさらに十冊を自分の友人や家族のために購入したからです。後半の章の一部は、マムズ・アクロス・アメリカや私たちの活動をテーマにしたものでした。何というサプライズでしょう。重ねて私は、アメリカで私たちの起こしてきた行動が世界中に影響を与えていることに深く感謝しました。なぜなら私たちは、自分たちの子どもたちのためだけにそういった行動を起こしたことは一度もなく、至るところにいるすべての子どもたちや家族のためにやってきたからでした。未果さんは私に、前作『ルポ　貧困大国アメリカ』シリーズが七十万部を売りあげ、マザーズ・アクロス・ジャパン、韓国、そして中国で、非遺伝子組み換えとオーガニックの食品の需要がますます高まっていることを教えてくれました。

彼女の夫である川田龍平議員には、感動的な物語があります。川田さんは血友病という血液の病気を患っていました。処方された薬剤は西洋のものでした。川田さんはその薬剤に殺されかけました。薬剤に含まれていた毒素によって何百もの人たちが殺され（その中には川田さんの親友も含まれていました）、何千もの人たちが重い病気を患いました。十九歳のとき、まだ十代だったにもかかわらず、川田さんは三千五百人以上を集め、連帯して手を取りあい、国会周辺で輪をつくりました。彼らの要求は、すべての処方薬に新たな安全条例の適用を義務づけることを法案の中に盛り込むことでした。川田さんたちの試みは成功しました。今日日本の処方薬は、日本の科学者、医師、そして規制機関の入念な検査を受けなければなりません。もう、西洋の製薬会社の主張がむやみに認められることはありません。川田議員は目下、農薬についても同様な法案が通過するよう取り組んでいます。殺虫剤や除草剤が安全であるという米国ＥＰＡ（環境保護庁）の言葉はもはや絶対に受け入れられるものではないため、川田さんは日々、日本国民のために、水を守り、食料供給が健康的なものになるよう尽力しています。何と人を奮起させる力を持ったご夫婦でしょうか。

私は韓国や中国でも同様に、多くの、勇敢で献身的な運動家や医師、研究者たちに出会いました。私がそのリーダーに最も知ってもらいたいのは、自分たちの役割がいかに重要かということです。

二〇一八年秋、私はグリーンコープと一緒に全農グレインを訪問することになりました。全農グレインとは、アメリカにある世界最大の穀物輸出倉庫です。日本の全国農業協同組合連合会（全農）が所有しています。全農が買収した在米の穀物会社は、ミシシッピ川沿いに九十を超える穀物を取り扱う施設を所有しています。そこでは穀物を保管し、その後ニューオーリンズ近くのルイジアナ州コンベントにある出荷港まで、バージ（艀）で川を下って出荷します。輸出倉庫は一日に六万トン、年間で千九百万トンの穀物を三百を超える船で、主に中国、日本、そして中南米へ輸送しています。中西部の農家からルイジアナの輸出倉庫までの間に、非遺伝子組み換えの穀物と遺伝子組み換えのものとに仕分けられます。しかし、そのうち非遺伝子組み換えの穀物は六％にも達しません。

そのことを聞いて以来、私は食料供給において日本が担う役割の可能性について考えはじめました。日本がこの膨大な量の穀物の購買量をコントロールし、遺伝子組み換え作物を容認するのを金輪際やめたらどうでしょう。あるいは少なくとも、段階的にやめたらどうでしょう。誰もアメリカの農業の崩壊や、アジアに深刻な影響をもたらすような穀物の供給不足など望んでいません。しかし、私たちは安全な農業システムと健康的な食料供給をどうしても実現したいのです。日本の指導者たちが非遺伝子組み換えとオーガニックを推進することのメリットに気がつけば、その人たちだけで、世界中の食料システムや健康の大部分を変える力を持つことになる、と私は確信しています。

二〇一八年十二月、中国は近日中にグリホサート残留水準が二〇〇ppb未満のもののみ輸入を認めることとする、と通知しました。

これはとても大きなことです。小麦、大豆、そしてその他の穀物に一二〇〇ppbを超える水準のグリホサートが残留しているという試験結果が出ています。穀物農家たちは、世界最大の遺伝子組み換え作物消費国である中国に穀物を販売するためには、乾燥剤としてのグリホサートの使用を中止しなければならなくなる、ということを私は農業コンサルタントと確認しました。中国はとても影響力のある構想と購買力を実証しました。これはすばらしい方向転換です。そのニュースを読んだとき、私は喜びで有頂天になりました。二〇〇ppbでも、環境ホルモンや、肝疾患に通じるＧＢＨの原因となるため、まだ高すぎます。しかしこれは非常に、非常に、大きな出来事でした。

グリホサートや有毒な農薬は排除される途上にあります。世界において、食べものの八五％を購入しているのが母親たちです。また、アジアの人たちが最も遺伝子組み換え作物を購入しています。マザーズ・アクロス・ザ・ワールド、特に、中国、日本、そして韓国の、遺伝子組み換え作物やグリホサート、有毒化学物質の危険性を理解している人たちが、否応なく食料供給を転換するはずです。これは確実に、化学物質時代の終焉のはじまりです。

追補二　モンサント訴訟

世紀の訴訟

二〇一八年八月、私はサンフランシスコで行われたドウェイン・ジョンソン対モンサントの訴訟の最終弁論に出席しました。その判決は、地球上の全人類と全生命にとっての勝利でした。私の家族やマムズ・アクロス・アメリカの母親たち、全国の支援者たちは、何日もの間ずっと友人たちとともに歓喜の叫び声をあげ、涙し、踊り、祝福しました。陪審員は満場一致で、モンサントがすべての訴因において有罪であると判断し、モンサントに、ドウェイン・リー・ジョンソン氏への二億八九二〇万ドルの賠償金の支払いを命じました。この判決は、モンサントに「悪意や隠ぺい」の罪、すなわち、モンサントの上層部はグリホサートをベースとする自分たちの製品ががんを引き起こすかもしれないことを知った上で、その情報を国民に隠ぺいした罪も認めていました。その後、陪審評決の破棄を求めるモンサントの訴えによって、裁判長は賠償額を七八〇〇万ドルに減額しました。総計九五〇〇人の原告が訴訟を起こしました。本件をともに闘う四つの弁護士事務所のうちの一つに所属するある弁護士は、「母親たちの母乳からグリホサートが検出されたという事実に最も突き動かされた。それがなければモンサントに対して訴えを起こすことはなかっただろう」と親切にも話してくれました。これは、母親たちが想像もしなかったことでした。私自身も全く想像していませんでした。十人の母親が起こした勇気ある行動が、こうして予想もしなかった形で貢献していることを非常に喜ばしく思いました。私たち全員がそれぞれの役割を果たせば、時にそれがもたらす結果は、私たちが想像するよりもはるかに大きなものになるということです。

公判の直前にモンサントを買収したバイエルは、モンサントの上層部から、預託〔準備〕した二億八〇〇〇ドルは訴訟費用を賄うためのものだと伝えられていました。その説明は十分ではありませんでした。「買収交渉の間、モンサントはラウンドアップのがん訴訟のリスクを軽視していたか、あるいはバイエルが、数千ケースにも上る非ホジキンリンパ腫の責任を自分たちに負わせれば、解決のために優に百億ドル以上が求められるような判決を陪審員たちは下さないだろうと賭けていたか、いずれかだと思う」とドウェイン・ジョンソン対モンサントの訴訟チームの一員であり、バウム・ヘドルンド・アリスティ&ゴールドマン事務所の上級顧問であるマイケル・L・バウムは述べました。

彼らの株価は急落し、何千人もの従業員たちが職を追われています。担当弁護士のロバート・F・ケネディ・ジュニアの言葉を借りると、「モンサントを買収したことによるバイエルの頭痛はアスピリンでは治りません」。

この訴訟の結果は世界中の化学企業に通告されました。自然由来の除草剤と殺虫剤を扱うある大手販売代理店からは、シンジェンタの上層部から製品を買収したいという申し出があったとの報告を受けました。その判決以降、複数の学区や町、都市、国が、グリホサートをベースとする除草剤の使用はやめ、オーガニックの土地管理に切り替えることを発表しました。私たちの調べによると、それは総計二百の地区にのぼりました。コネチカット州オックスフォードに住むジェニファー・ギストラーコザック、イサベル・メノッシ、それに、ノースイースト園芸サービスのオーナーであるステイシー・マーセルという三人の母親は、市の職員と話しあいを持ち、一度の話しあいで、グリホサート除草剤を使用する有名な造園会社であるTruGreenとの契約を解除し、その場でオーガニックの造園家を採用するよう市の職員を説得しました。母親たち、運動家たち、そして、関心を持った全国や世界中の市民が、ドウェイン・リー・ジョンソンの勇敢な行動や勝訴に触発され、自分たちのコミュニティを守る偉大な成功を収めています。

訳者あとがき

本を通して、まるで著者（ゼンさん）が私にのりうつったような数ヵ月でした。翻訳しながら、ゼンさんと共に、たくさん怒り、泣き、そして、笑いました。ときには「あれも食べちゃいけない？　これも食べちゃいけないの？」と不安になり、窮屈にさえ感じて、数日間、本から離れたこともありました。

でも、今なら分かります。本書は、食べものの警告書でもなければ、指南書でもない、と私は思います。ゼンさんという、まっすぐでちょっと不器用な普通のお母さんが、あなたを全力でサポートしたいと思って書いた「応援書」です。

何かにつまずいたら、本書を開いてみてください。

人生のTips（ヒント）がたくさん詰まっています。

また、そうして私が翻訳した原稿を読んで、ときには共に怒り、涙しながら、監訳してくださったのが、グリーンコープ編集委員会の皆さん（普通のお母さんたち）でした。

そうです。本書は、普通のお母さんたちがバトンをつないでできあがった本なのです。

本書が、いつもあなたにそっと寄り添う存在となることを祈っています。

二〇一九年九月

松田　紗奈

【著者紹介】ゼン・ハニーカット（Zen Honeycutt）
Moms Across America創設事務局長で、ヴァンダナ・シヴァ女史と共にMothers Across The Worldの共同創設者。2012年、子どもの病気（アレルギー、自閉症の症状）に直面し、その原因と影響を追究。遺伝子組み換えや農薬（殺虫剤、除草剤、グリホサート）であることを突き止めると、ほかの母親たちに呼びかけ、大きなうねり（運動）を興す。この運動はアメリカ社会に大きな影響を与え、多くのマスコミからも注目される。アメリカ国内はもちろん広く海外への講演活動も行う（オーストラリア、ニュージーランド、日本、スイス、中国、マウイ、フランス、オランダ）。現在、南カリフォルニア在住。19年連れ添う夫・3人の息子たち・プリンセスゾーイという犬と一緒に暮らす。趣味で人体デッサンやスイングダンスを楽しむ。

ZenやMomsAcrossAmericaへの連絡は、zenhoneycutt.com、momsacrossamerica.org、facebook.com/MomsAcrossAmericaまで。

【訳者紹介】松田紗奈（Sana Sofia Matsuda）
早稲田大学政治経済学部卒業。学生時代に英国、フランスへ語学留学。卒業後は商社でアジア、アフリカ、中南米地域を担当し、輸出業務／営業／海外マーケティング／経営戦略／海外子会社の操業支援に従事。結婚を機に退職し、フリーランサーとして活動。本作が初の長編書籍翻訳。

UNSTOPPABLE（あきらめない）——愛する子どもの「健康」を取り戻し、アメリカの「食」を動かした母親たちの軌跡

2019年10月20日　第１版第１刷発行

著者　ゼン・ハニーカット
訳者　松田紗奈
監訳　グリーンコープ編集委員会
発行者　菊地泰博
組版　デザイン・編集室エディット
印刷　平河工業社（本文）
　　　東光印刷所（カバー）
製本　積信堂
装幀　奥冨佳津枝

発行所　株式会社　現代書館
〒102-0072　東京都千代田区飯田橋３-２-５
電話 03(3221)1321　振替00120-3-83725
FAX 03(3262)5906　http://www.gendaishokan.co.jp/

校正協力・高梨恵一　編集協力・坂本俊夫
©2019 Printed in Japan ISBN978-4-7684-5864-8